TANJA SEEHOFER

Yoga für den inneren Frieden

In Harmonie mit den eigenen Gefühlen leben

WINDPFERD

Bitte beachten Sie: Dieses Buch ersetzt keine medizinisch-therapeutische Behandlung. Sollten Sie unter schwerwiegenden körperlich-seelischen Symptomen oder Beeinträchtigungen leiden, rate ich Ihnen, einen erfahrenen professionellen Coach, Therapeuten oder Arzt Ihres Vertrauens zu kontaktieren. Auch das Üben der Yogastellungen sollten Sie bei den oben genannten Symptomen im Vorfeld mit einem Arzt abklären.
Dieses Buch erhebt auch keinerlei Anspruch auf Vollständigkeit oder Vollkommenheit.

1. Auflage 2017

Umschlaggestaltung: Jennifer Jünemann | www.bitdifferent.de
unter Verwendung einer Illustration von © Annette Stalz
Fotos: © Annette Stalz
Satz und Layout: Marx Grafik & ArtWork
Lektorat: Lucia Rojas
Gesetzt aus der Adobe Garamond
Druck und Bindung: KESSLER Druck + Medien GmbH & Co. KG, Bobingen

Printed in Germany
ISBN 978-3-86410-144-1
www.windpferd.de

INHALT

WIDMUNG

Sabrina gewidmet,

meiner wundervollen Schwester. Danke für unsere tiefe Herzensverbindung und dass es dich für mich gibt. Dein Rat, deine Unterstützung, deine große Hilfsbereitschaft und Liebe geben mir immer wieder tiefe Erdung, Halt und Stärke in meinem Leben.

VORWORT

Liebe Leserin, lieber Leser!

Die großen Yoginis und Yogis wussten schon vor Jahrtausenden, dass tiefer innerer Frieden möglich ist. Dafür entwickelten sie zahlreiche Körper- und Atemübungen sowie verschiedenste Meditationen. Sie hatten selbst erfahren, dass die Quelle des Friedens im Innern des Menschen liegt – und diese Quelle auch gleichzeitig die Basis für äußeren Frieden darstellt.

Ich habe viel von diesen großen Meisterinnen und Meistern gelernt und kombiniere ihre Übungen immer wieder mit neuesten Erkenntnissen der Neuropsychologie und Neurobiologie, um auch beides in meine Arbeit als Yogalehrerin und Mentalcoach einfließen zu lassen. Nun können auch Sie diese für mich so wirksame und fruchtbare Verbindung kennenlernen und so ganz entspannt und ohne Leistungsdruck mit Hilfe verschiedenster Übungen zu sich selbst und Ihrem ureigenen inneren Frieden finden.

Meines Erachtens ist der Schlüssel auf dem Weg zum inneren Frieden die bewusste Annahme der eigenen Gefühle. Früher oder später werden wir mit unseren Gefühlen konfrontiert, wenn wir uns wirklich auf eine spirituelle Praxis einlassen. Einige der Gefühle, die uns dabei begegnen – wie zum Beispiel Eifersucht, Scham, Gier, Neid oder Wut – empfinden wir als negativ und möchten sie gar nicht haben. Denn am liebsten hätten wir nur schöne Gefühle wie Freude, Glück und Liebe. Allerdings finden wir inneren Frieden nur dann, wenn wir lernen, unsere Gefühle nicht mehr als gut oder schlecht, positiv oder negativ, richtig oder falsch zu betrachten und uns nicht mehr mit ihnen zu identifizieren. Gelingt uns dies, sind Gefühle kraftvolle Energien, die auftauchen, durch uns hindurchwirken – damit wir adäquat mit der jeweiligen Situation umgehen können – und dann auch schon wieder vergehen.

Ihnen die transformierende Kraft der Gefühle zu vermitteln, liegt mir sehr am Herzen. Denn nur dann, wenn wir bereit sind, in Harmonie mit unseren Gefühlen zu leben, kann tiefe Transformation im yogischen Sinne erfolgen. Wagen wir also diesbezüglich Ungewöhnliches, denn indem wir hinsichtlich unserer Gefühle die Perspektive wechseln, wird das Leben leichter. Dann erfahren wir auch Yoga in dem Sinne, dass Körper und Geist eins werden, und wir können uns in die einzigartige Magie des Augenblicks fallenlassen. Dann brauchen wir vor nichts oder niemanden mehr wegzurennen. Am wenigsten vor uns selbst. Wir können einfach sein. Authentisch sein.

Eine solch ungewohnte Umgangsweise mit unseren Gefühlen macht es langfristig möglich, uns ganz neu für das eigene emotionale Erleben zu öffnen. Dadurch können wir unser Gefühlsleben heilen und aus den Fixierungen an alte emotionale Glaubenssätze erwachen, in höheren Bewusstseinsebenen schwingen und nach und nach mit unserem wahren Wesenskern in Kontakt kommen. Wir kommen endlich an. Bei uns selbst. Und bei dem, was uns wirklich ausmacht.

Nehmen Sie sich die Zeit, Ihre Gefühle in der Tiefe kennenzulernen. Dann lernen Sie den wohl besten Glücksbringer und den wichtigsten Friedensboten kennen, den es gibt: sich selbst!

Tanja Seehofer

EINLEITUNG

Wir sind und bleiben der natürliche Mittelpunkt unseres Daseins. Niemand außer uns selbst war so intensiv und ausdauernd in allen Höhen und Tiefen unseres Lebens dabei wie wir selbst. Nur wir selbst wissen, welche Emotionen wir in den jeweiligen schönsten, traurigsten, aufregendsten und erfüllendsten Situationen in unserem Leben gehabt haben und wie wir mit ihnen umgegangen sind.

Im Yoga sagt man: „Wie immer ich es drehe und wende: Ich bin nur hier, weil ich fühle und denke. In dem Moment, in dem ich meinen ersten Atemzug tat, wurde meine Welt, die aus Körperempfindungen, Gedanken und Gefühlen besteht, mit mir geboren – und mit dem letzten Atemzug wird sie vergehen." Damit will der Yoga uns bewusst machen, dass wir nicht nur der Mittelpunkt unseres Lebens sind, sondern dass wir selbst es sind, die unsere eigene Welt erschaffen. Und ob wir unsere Zeit hier, sinnbildlich gesprochen, in einem Himmelreich verbringen oder in der Hölle schmoren, liegt an uns selbst. Damit wird deutlich, dass der Yoga nicht die äußeren Umstände dafür verantwortlich macht, sondern dass es ganz alleine an uns selbst liegt, wie wir die Welt erleben. Daraus ergibt sich eine große Selbstverantwortung und enorme Schöpferkraft. Ob wir die Welt also mit den Augen der Liebe, der Eifersucht, der Freude, des Neids, der Langeweile oder der Angst sehen und entsprechend zärtlich, wütend, liebevoll, ehrgeizig, lethargisch oder ängstlich auf äußere Umstände und Menschen reagieren, hängt also ganz alleine von uns selbst ab.

Ein derart bewusster und selbstverantwortlicher Umgang mit unserem Leben birgt eine unendlich große Chance: Nach Innen zu gehen, uns selbst in der Tiefe mit all unseren Licht- und Schattenseiten, positiven und negativen Gefühlen kennenzulernen und zu erkennen, dass es jenseits von all dem einen Ort gibt, an dem bedingungsloser, innerer Friede herrscht, ist eine der zentralen Aufgaben unseres Lebens. Wie auch Sie Schritte in Richtung dieses inneren Friedens gehen können, möchte ich Ihnen mit diesem Buch zeigen.

DER AUFBAU DES BUCHES

Ein achtsamer Geist im Sinne des Yoga ist in der Lage, auf unser Gehirn zu schauen und differenziert zu betrachten, wie sich Gefühle auf unser ganzes Sein auswirken. Dafür ist es natürlich hilfreich zu wissen, was Gefühle sind und wie sie wirken – und zwar sowohl aus psychologischer als auch aus yogischer Sicht.

Deshalb beschreibe ich im ersten Teil des Buches Gefühle und Emotionen, zeige auf, wo sie entstehen, wann sie hilfreich sind und wann sie uns das Leben schwermachen. Ich erkläre den Unterschied zwischen Primär- und Sekundärgefühlen und beschreibe die verschiedenen Verarbeitungsstrategien im Gehirn. Dafür verwebe ich die westliche Sicht der Neuropsychologie mit der yogischen Sicht auf Gefühle. Im Anschluss daran stelle ich die für mich wichtigsten Gefühle vor und biete Ihnen zu jedem Gefühl verschiedene Übungen an, die Sie darin unterstützen, einen besseren und differenzierteren Umgang dazu zu finden. Es sind Reflexionsübungen aus dem Mentalcoaching, die mir selbst und auch meinen Kursteilnehmern dabei geholfen haben, die verschiedenen Emotionen besser zu erkennen und in Folge heilsam damit umzugehen.

Im zweiten Teil habe ich mir erlaubt, indische Gottheiten zur Hilfe im Umgang mit Gefühlen hinzuzunehmen. Der Yoga ordnet bestimmte Emotionen verschiedenen Göttern zu, weil er davon ausgeht, dass sie uns darin unterstützen können, störende oder schwierige Gefühle zu transformieren und zu mehr innerem Frieden zu gelangen. Es gibt wunderschöne Meditationen und Rituale, die den jeweiligen Göttern zugeordnet werden. Man braucht kein Yogi zu sein oder zu werden, um Zugang zu ihnen zu bekommen. Ein offenes Herz alleine reicht, um ihre Energie zu spüren. Probieren Sie es einfach aus. Sie werden erstaunt sein, welche Türen in Ihrem Inneren aufgehen, wenn Sie offen und neugierig sind.

Im dritten Teil gebe ich Ihnen verschiedene Yogasequenzen an die Hand, die mal fließend und mal in Ruhe durchgeführt werden. Die Übungen werden Sie darin unterstützen, besser mit Ihren Emotionen und Gefühlen umzugehen, und Ihnen dabei helfen, sich nicht mehr so stark mit ihnen zu identifizieren. Dieser Teil hält auch noch einen Notfallkoffer für Sie bereit, der sich besonders in stressigen Situationen bewährt.

Bitte vergessen Sie nicht: Gefühle sind so etwas wie die Schaltzentrale für Ihr Leben. Die Schaltzentrale für Unglück oder Glück, für inneren Unfrieden oder inneren und äußeren Frieden. Sie selbst haben den Schalter in der Hand! Solange Ihnen dies nicht bewusst ist, werden Sie glauben, dass Sie Ihren Gefühlen ausgeliefert sind. Das sind Sie aber nicht. Sie haben Gefühle, aber Sie sind nicht diese Gefühle! Dies zu realisieren, bringt eine unendliche große Freiheit mit sich. Diese Freiheit zu erleben, wünsche ich Ihnen von ganzem Herzen.

TEIL 1:

DIE BASIS FÜR DEN INNEREN FRIEDEN

Schätzungen zufolge praktizieren heute 18 Millionen Menschen Yoga. Viele davon haben damit angefangen, um Rückenschmerzen zu lindern, Stress zu reduzieren oder der Schlaflosigkeit entgegenzuwirken. Die meisten bleiben auch dann noch beim Yoga, wenn der Körper wieder fit ist, die Rückenprobleme weg sind oder der Nacken nicht mehr steif ist. Etwas in unserem tiefsten Inneren ist berührt worden, während wir uns gedehnt und gestreckt, gedreht und gebeugt haben. Etwas in uns ist in Resonanz gegangen mit etwas Magischem in unserem tiefsten Inneren: tiefer Frieden. Manchen kommt dieser Frieden sogar irgendwie vertraut vor, wie etwas, nach dem wir uns gesehnt oder das wir vergessen haben. Begegnen wir ihm zum ersten Mal, sind wir so tief berührt davon, dass wir immer wieder zu ihm zurückkehren wollen. Die Yogapraxis unterstützt uns darin. Die Asanapraxis kann zu einem Tor werden, dass uns Zugang verschafft zu diesem Zustand. Haben wir durch Körper- und Atemübungen und durch die Meditation die Schwelle zu diesem Zustand erst einmal überschritten, erfahren wir tiefen Frieden. Und wenn wir es zulassen, kann diese Kraft unser Leben transformieren. Aber dazu müssen wir erkennen, wer zwischen diesem Frieden und uns steht. Das sind all jene Gefühle, die dafür sorgen, dass unser Geist unruhig ist und hin- und hergerissen wird zwischen der Ablehnung oder Anhaftung an bestimmte Zustände.

DER YOGISCHE BLICK AUF GEFÜHLE

Der Yoga weiß um die ungeheure Kraft der Gefühle und hat sie bereits vor 2000 Jahren genau beschrieben. Patanjali, einer der großen Gelehrten des Yoga, auf den ich in diesem Buch immer wieder zu sprechen komme, beschreibt in seinem Yogasutra die verschiedenen Kräfte, die durch uns hindurchwirken und unseren inneren Frieden maßgeblich beeinträchtigen können, wenn wir uns zum Beispiel mit Angst, Eifersucht, Scham, Gier, Verachtung oder Wut identifizieren.

Mit seinen Schriften wollte er ein Bewusstsein dafür schaffen, wie vielschichtig der Mensch ist und wie subtil die verschiedensten Energien sind, die durch uns hindurchwirken. Er wollte aufzeigen, dass es sehr viel Aufmerksamkeit braucht, um diese Energien zu bemerken und wie viel Disziplin und Willen von uns gefordert wird, um sie zu schwächen. Sie vollkommen zu beseitigen, ist dem Menschen laut Patanjali übrigens nicht möglich.

VASANAS, SAMSKARAS, ANTARAYAS UND KLESHAS

Patanjali beschreibt die verschiedenen Kräfte sehr differenziert. So gibt es zum Beispiel die sogenannten *vasanas.* Damit gemeint sind störende Kräfte, die genetisch bedingt sind. Sie können der Auslöser dafür sein, dass wir misstrauisch, ängstlich, verschlossen, empfindlich oder schüchtern sind – obwohl anscheinend gar kein äußerer Anlass dafür besteht. Die moderne Traumaforschung hat übrigens ebenfalls erkannt, dass schreckliche Erlebnisse und negativer Stress sogar über Generationen hinweg wirken und die Ursache dafür sein können, dass bestimmte Persönlichkeitsanteile wie permanente Übererregung, Nervosität, Sorgen oder Angst uns das Leben schwer machen, ohne dass es dafür äußere Gründe gibt. Machen wir uns bewusst, dass unsere Eltern oder Großeltern zwei Weltkriege miterlebt haben, dann ist es plötzlich nicht mehr so abwegig, dass diese schrecklichen Ereignisse uns auch heute noch beeinflussen. Dieses Wissen kann uns darin unterstützten, diese Persönlichkeitsmerkmale eher und besser zu erkennen, achtsam mit ihnen umzugehen und sie gleichzeitig nicht für unsere letzte Wahrheit zu halten.

Patanjali beschreibt auch noch weitere Kräfte, die sogenannten *samskaras.* Sie sorgen dafür, dass wir auf die Welt und das, was uns darin geschieht, immer auf die gleiche Art und Weise reagieren, indem sich bestimmte Muster wiederholen. Ausschlaggebend für diese Prägung sind die Gesellschaft und die Religion, mit der wir aufgewachsen sind, und unsere Umwelt, besonders aber natürlich unsere Eltern oder andere erziehungsberechtigte Personen, die bereits große Erwartungen an uns stellen, wenn wir zur Welt kommen, und uns entsprechend formen und prägen. Samskaras wirken immer sehr intensiv aus der Tiefe und zeigen sich in unserem Denken und Handeln, in unseren Ansichten und Haltungen.

Auch wenn Eltern immer nur das Beste für ihre Kinder wollen, so führt die Erziehung in vielen Fällen häufig zu geistigen Blockaden, die wiederum als *antarayas* bezeichnet werden. Es gibt insgesamt neun Antarayas. Sie führen dazu, das wir oft reaktiv oder impulsiv, unbewusst oder unangemessen auf Situationen und Menschen reagieren. Diese neun Kräfte werden sehr differenziert dargestellt. Ich beschreibe zu jeder einzelnen exemplarisch einige Wirkweisen.

Vyadi (Trauma)	führt u. a. zu posttraumatischen Belastungsstörungen, psychischen und physischen Krankheiten.
Styana (mentale Stagnation)	bringt u. a. Gleichgültigkeit, Apathie, Teilnahmslosigkeit und Geistesabwesenheit, sprich eine Flucht aus der Realität mit sich.
Samshaya (emotionale Selbstsabotage)	führt u. a. zu Ungeduld, Misstrauen, Neid, Wut, Geiz.
Pramada (Unachtsamkeit)	zeigt sich u. a. in Rastlosigkeit, Reizbarkeit, Erregung, Wankelmut, Unruhe und Ungeduld, Konzentrationsschwäche, Achtlosigkeit und Vergesslichkeit.
Alaysa (Verweigerung)	führt u. a. zu Unlust, Trägheit, Müdigkeit, Erschöpfung, Widerstand, Unterforderung, Befangenheit, Rebellion.
Avirati (Betäubung)	zeigt sich u. a. in Unersättlichkeit, Ablenkung, Zerstreuung, Sucht oder Abhängigkeit.
Bhrantidarshana (Selbsttäuschung)	zieht u. a. Übertreibungen, Illusionen, Verblendung, Selbstgefälligkeit, Fantasien, Besitzgier, Manipulierbarkeit und Verblendung nach sich.
Alabdhabhumikatva (mangelndes Stehvermögen)	führt zu Unbeständigkeit, Unentschlossenheit, Übereifer, Ungeduld, Launenhaftigkeit, Anbiederung oder Heuchelei.
Anavasthitatva (Regression)	zieht u. a. Untergang, Stagnation, Degeneration oder Dekadenz nach sich.

Auch hier empfiehlt Patanjali, sich immer wieder die Wirkweisen dieser Kräfte bewusst zu machen. Eine solche Bewusstwerdung ist in seinen Augen – und auch in meinen – für den spirituellen Weg wesentlich und unumgänglich. Immer wieder glauben Menschen, dass es nur darum geht, das Ego loszuwerden und das Ich zu überwinden. Aber solange wir uns der ganz subtilen Wirkweisen der Vasanas und Samskaras nicht bewusst sind und nicht merken, wie sehr sie unser Denken und Handeln aus der Tiefe unseres Unbewussten heraus beeinflussen, während die aus ihnen entstehenden Antarayas mehr an der Oberfläche unseres Bewusstseins aktiv sind, solange ist keine tatsächliche, tiefe Transformation möglich.

Andere Energien, die ebenfalls durch uns Menschen hindurchwirken, sind die sogenannten *kleshas*. Sie gehören zu den stärksten Kräften und beeinflussen zu jeder Zeit alle Menschen. Manchmal stärker, manchmal schwächer. Die Kleshas sind tief in unserem Unterbewusstsein begründet und haben Auswirkungen bis in unseren Alltag hinein. Man könnte sie ansiedeln zwischen Vasanas, Samskaras und Antarayas. Die fünf Kleshas sind:

- *avidya* (Unwissenheit),
- *asmita* (falsche Einschätzung der eigenen Person),
- *raga* (Gier),
- *devesha* (Abneigung) und
- *abhinivesha* (eine tiefsitzende Angst besonders vor der eigenen Vergänglichkeit).

Patanjali empfiehlt auch hier, sich ihrer Wirkung immer bewusst zu sein, selbst dann, wenn es uns gut geht und wir das Gefühl haben, dass wir klar und frei sind von Störungen.

Genauso wie unser Ich und unser Ego ihre biologische Berechtigung und Funktion haben, sind auch die Kleshas wichtig – richtig dosiert. In einem gesunden Maße sind sie unsere Lehrmeister und Triebfedern.

Avidya (Unwissenheit) sorgt dafür, dass wir blauäugig viele Erfahrungen machen, die dazu führen, dass wir wachsen und spirituelle Fortschritte machen. Sie lehrt uns, was wichtig ist in unserem Leben und worum es eigentlich geht.

Asmita (unser Ego) brauchen wir, um in der Gesellschaft bestehen zu können und unsere Einzigartigkeit zum Ausdruck zu bringen.

Raga (unsere Begierden) sorgt dafür, dass wir uns um unser Essen kümmern, nach Menschen suchen die wir lieben etc. Sie ist eine wichtige Triebfeder dafür, dass es uns gut geht. Sie treibt uns an.

Devesha (unsere Abneigungen) hilft uns, instinktiv auf schlechtes Essen zu verzichten, Menschen zu meiden, die uns schaden und einen Bogen um die Dinge zu machen, die nicht gut für uns sind.

Abhinivesha (die Angst) hilft uns, achtsam durchs Leben zu gehen und Gefahren richtig einzuschätzen.

Der Yoga lehrt uns, uns nicht vollkommen mit diesen Kräften zu identifizieren oder uns von ihnen überrollen zu lassen. Vollkommen überwinden können wir sie nicht, aber je bewusster sie uns sind, desto leichter wird unser Leben werden und desto weniger müssen wir gegen uns selbst ankämpfen.

DEN SPIEGEL REINIGEN

Vasanas, Samskaras und Kleshas sind aus der Sicht des Yoga weder gut noch schlecht. Es ist unsere Identifikation mit ihnen, die uns das Leben schwer macht. Es ist unsere Angst vor ihnen, die dazu führt, dass wir nicht mit dem Leben im Fluss sind und uns für den jeweiligen Moment öffnen. Versinkt ein Mensch zum Beispiel in seinem Schmerz, macht die Trauer ihn blind für all die anderen Dinge, die in seinem Leben erfreulich und gut sind. Steigt der Jähzorn unkontrolliert auf und verletzt man deshalb andere Menschen psychisch oder physisch, die man eigentlich nicht verletzen möchte, oder raubt die Angst einem nachts den Schlaf, dann sind Gefühle eine schmerzhafte, große Last. Unter dieser Last kommt der Geist nicht mehr zur Ruhe und wir entfernen uns immer mehr von dem uns innewohnenden Frieden.

Das Yogasutra 1.4 beschreibt sogar sehr genau, wie die Identifikation mit Gefühlen zu Leiden führen kann. Es ist dann quasi so, als würde man in einen schmutzigen Spiegel oder einen trüben See schauen. Dieser schmutzige Spiegel wird häufig von der Außenwelt verstärkt. Identifizieren wir uns zum Beispiel mit wütenden oder angstvollen Gedanken, strahlt unser Geist dies aus. Das wiederum führt dazu, dass Menschen mit gleichen Gedanken magnetisch angezogen werden. Sind wir anhaltend wütend, kann uns auch Wut entgegenschlagen. Begreifen wir hingegen, dass Gefühle nur durch uns hindurchströmen und unser innerstes Wesen tiefer Frieden ist, dann können Leid und Wut keine Wurzeln mehr in uns schlagen.

Gelingt es uns also, – im Bild gesprochen – den Spiegel zu reinigen, was bedeutet, die Trauer zu überwinden, dann leiden wir weniger, da keine negativen Emotionen mehr am Spiegel „kleben". So kehren wir zurück zu unserem tiefsten Wesen, welches unberührbar und unsterblich ist, und vertiefen die Erfahrung von bedingungsloser Liebe und innerem Frieden. Denn unser wahres Selbst macht das Unmögliche möglich: Wir erfahren unmittelbar, dass wir zwar Gefühle haben, sie aber nicht sind – und unser Wesen vollkommen unberührt von all dem Schmerz, all dem Leid und all der Anziehung bleibt. Das soll natürlich nicht heißen, dass wir zukünftig nicht mehr traurig oder wütend sein werden. Es ist so, dass diese Gefühle dann rein und klar durch uns hindurchfließen können und sich wieder auflösen, bevor wir eine Geschichte an sie hängen, die ihren Ursprung in der Vergangenheit hat. Dadurch verhindern wir, immer wieder entsprechend unbewusst auf das Vergangene reagieren zu müssen.

CHIT UND CHITTA

Yogash Chitta Vritti Nirodhah, ein weiteres Sutra von Patanjali, beschreibt, was passiert, wenn uns unsere Gefühle nicht mehr beherrschen, sondern wir in unserem Wesen ruhen und diesen Zustand als unser wahres Zuhause erkennen. In uns ruhen können wir jedoch nur, wenn wir unsere Gefühle vollkommen verstehen. Gefühle sind das, was uns im Innersten antreibt und gleichzeitig unsere Verbindung mit der Außenwelt darstellt.

Sind wir abhängig von äußeren Umständen, wie zum Beispiel von der Liebe oder der Anerkennung eines anderen Menschen, wird unsere Erfahrung von Glück nur sehr begrenzt sein. Denn keine Liebe hält ewig und kein Umstand währt für immer. Das schmerzt, verunsichert und verletzt uns und erzeugt negative Gefühle, die wir nicht haben wollen. Sind wir uns hingegen bewusst, dass das einzig Sichere im Leben die Vergänglichkeit ist und die einzige Konstante der uns innewohnende innere Frieden ist, brauchen wir nicht mehr länger im Außen nach guten Gefühlen zu suchen oder uns gegen schlechte Gefühle zu wehren.

Wenn dies doch nur so einfach wäre, denn normalerweise wollen wir schöne Gefühle festhalten und unangenehme Gefühle nicht haben. Sich von all jenen Gefühlen zu befreien, die durch etwas oder jemanden ausgelöst werden und uns beherrschen oder zerstören, uns verblenden oder überwältigen, die uns ablenken oder leiden lassen, ist eine hohe Kunst. Sich bewusst zu werden, dass sie uns immer wieder wegziehen von unserem Wesen, ist eine wichtige Erkenntnis und der erste Schritt in Richtung zu eben diesem inneren Frieden, der unser Wesen ausmacht.

Das Bewusstsein um unser Wesen und unseren inneren Frieden ist essenziell, denn je mehr wir uns mit unseren Gefühlen und Emotionen identifizieren und meinen, dass wir Glück und Frieden nur im Außen finden, desto mehr nimmt auch gleichzeitig das Wissen um unser wahres Selbst ab. *Chit* bedeutet reines Bewusstsein, die bedingungslose Glückseligkeit. Bei der Geburt nimmt jeder einen Teil dieser Weite mit auf und schließt es als *chitta* in seinem Herzen ein. Dort bleibt es, bis wir es hoffentlich entdecken und ausbreiten und ausdrücken in unserem Sein. Am Ende unseres Lebens setzt es sich wieder frei in den Ozean des Bewusstseins. Chitta ist also das Bewusstsein, das individuell ausgedrückt wird.

WESTLICHE PSYCHOLOGIE

Nichts ist der Seele schädlicher als der Versuch,
gegen Gefühle anzukämpfen,
über die sie keine Herrschaft hat.

– Dschuang Dsi –

Auch die westliche Psychologie weiß um die Kraft und Macht der Gefühle. Manche Neurowissenschaftler unterscheiden dabei zwischen Emotionen, also der körperlichen Reaktion auf einen äußeren Reiz hin, und Gefühlen, bei denen das Gehirn die Reaktionen des Körpers verarbeitet. Weiter unten stelle ich verschiedene Gefühle in ihrer Reinform dar. Ansonsten verwende ich in diesem Buch die Begriffe „Gefühl" und „Emotion" synonym.

BASISEMOTIONEN – GRUNDLEGEND UND HILFREICH

In der Psychologie gibt es unterschiedliche Theorien zum Thema Basisemotionen. Charles Darwin war einer der ersten Forscher, die das Zusammenspiel von Mimik und Emotion untersuchten. Zwar lag er falsch mit seiner Vermutung, dass die körperlichen Reaktionen bei allen Menschen gleich seien; aber er machte den Weg frei für weitere wissenschaftliche Untersuchungen. Darauf basiert zum Beispiel die Annahme, man könne von vier Basisemotionen ausgehen: Freude, Angst, Ärger und Trauer.

Diese Emotionen sind in jedem von uns angelegt, deren Interpretation müssen wir hingegen teilweise noch erlernen und die Körpersprache dazu ist jeweils von der aktuellen Situation abhängig. Nur Freude können wir schon als Babys und Kleinkinder sofort richtig interpretieren. Das Verstehen aller anderen Emotionen lernen wir erst im Lauf der Jahre. Dieser Prozess dauert, bis wir in die Pubertät kommen, und für manche Erwachsene ist es immer noch schwer, einen Gesichtsausdruck einer Basisemotion richtig zuzuordnen. Kulturell bedingt haben wir die Tendenz, unsere Emotionen vorschnell in gute und schlechte zu unterteilen. Dabei laufen wir leicht Gefahr, Gefühle wie Wut, Angst oder Trauer als negativ zu bewerten. Dabei sind alle Emotionen wichtig! Schmerzvolle genauso wie freudvolle. Die Trauer hilft uns zum Beispiel, nicht länger einem Menschen anzuhaften und uns bewusst zu werden, dass alles im Leben vergänglich ist. Angst ist sinnvoll, wenn sie uns umsichtig mit Geld umgehen lässt, damit wir keinen finanziellen Ruin erleben. Oder wenn wir aus Angst um unsere

Gesundheit keine riskanten Bergtouren oder Unternehmungen anstellen, können wir dankbar dafür sein, dass wir so empfinden. Wenn der Ausbruch eines Feuers dafür sorgt, dass wir sofort mit Flucht reagieren oder Hilfe holen; der Geruch einer verwesten Speise dazu führt, dass wir uns ekeln und die Finger davon lassen, auch selbst dann, wenn wir Hunger haben, dann sind diese Gefühle ebenfalls hilfreich.

Emotionen helfen uns, blitzschnell zu reagieren, damit wir fliehen oder kämpfen können. Die unmittelbare Verbindung mit körperlichen Reaktionen macht es dabei schwer, eine Emotion komplett zu unterdrücken. Sie ist meist ungefiltert sichtbar durch Mimik, Gestik und Verhalten. Deshalb wirkt eine Emotion wie Angst oft unglaubwürdig, wenn sie nur gespielt ist, weil die hormonellen oder vegetativen Körperreaktionen fehlen.

Allerdings ist es auch immer wieder gut, sich daran zu erinnern, dass Emotionen und Gefühle irgendwann ihren Zweck erfüllt haben und wir sie dann auch wieder loslassen sollten.

GEFÜHLE IN IHREN VERSCHIEDENEN FACETTEN

Sehen ist Glauben,
aber Fühlen ist Gottes eigene Wahrheit.
– Irische Weisheit –

Gefühle werden in der Psychologie noch weiter unterschieden. Die wichtigsten Unterscheidungen für mich sind: funktionale und dysfunktionale Gefühle sowie Primär- und Sekundärgefühle.

So lange das Gefühl in zeitlicher Nähe zum Ereignis steht, spricht man wissenschaftlich von einem *funktionalen* Gefühl, wobei einige Grundgefühle prinzipiell länger anhalten als andere, zum Beispiel Trauer länger als Freude. Diese funktionalen Gefühle werden milder, klingen von sich aus ab und lösen sich auf, wenn der akute Anlass vorbei ist. Der Faktor Zeit spielt dabei eine wichtige Rolle. Funktionale Gefühle entstehen in der Gegenwart und lösen sich auch in dieser wieder auf. Bei *dysfunktionalen* Gefühlen ist es genau andersherum. Wir hängen quasi in der Vergangenheit fest und spielen ein schon längst vergangenes Ereignis, das uns zum Beispiel geärgert oder geängstigt hat, immer wieder durch und regen uns immer wieder aufs Neue auf, sind traurig, wütend oder ängstlich. Dadurch können wir keine Erleichterung spüren und die Energie dieses Gefühls kann nicht aufgelöst werden.

Ein reines, echtes Gefühl wird auch *Primärgefühl* genannt. Es ist unverfälscht und wird vorzugsweise in einer Ich-Botschaft ausgedrückt: „Ich bin traurig“, „Ich fühle mich einsam“. Primärgefühle zeichnen sich durch Klarheit und Ergriffenheit aus. Sie sind gegenwartsbezogen mit großer Wirkung, manchmal sogar ansteckend, können nicht konserviert werden und erfassen den ganzen Körper. Beispiel: Ein echtes Lächeln (Primärgefühl Freude) strahlt über das ganze Gesicht; ein vorgetäuschtes Lächeln dagegen verändert nur die Mundmuskulatur und wird daher von den meisten sofort erkannt.

Sekundärgefühle (oder Ersatzgefühle) sind oft abhängig vom gesellschaftlichen Kontext. Gedanken spielen dabei eine große Rolle und meist entsteht so ein emotionales Gemisch. Ein Anzeichen für Sekundärgefühle ist eine theatralische oder manipulative Komponente. Wenn ein Kind zum Beispiel nicht wütend sein darf, weil es eine Strafe fürchtet, könnte es sich in Trauer flüchten, weil es damit in seiner Familie Zuwendung erfährt. Diese Konditionierung hat durchaus Folgen für die Ausdrucksfähigkeit, mancher kann deshalb als Erwachsener sein „echtes" Gefühl nicht mehr zeigen. Ein Sekundärgefühl kann demnach ein fehlgeleiteter Schutzmechanismus sein, der verhindert, dass wir Kontakt zu unserem Primärgefühl erhalten.

Pseudogefühle hängen stark mit einer Bewertung zusammen und verpacken oft Gedanken, Schuldzuweisungen oder Vorwürfe. Die Definition geht auf die Psychologen Marshall B. Rosenberg und Erich Fromm zurück. Ein typischer Ausdruck beginnt mit „Ich habe das Gefühl, dass …" oder „Du gibst mir das Gefühl, dass …"

Stimmungen ähneln vordergründig Gefühlen, denn sie sind durchaus mit Mimik verbunden. Aber während ein Primärgefühl nur kurze Zeit anhält, kann eine Stimmung zu einem Dauerzustand werden, dem der Bezug zur Handlung fehlt. Man kann völlig unspezifisch sagen „Ich fühle mich gut", ohne dass es einen äußeren Anlass gibt. Stimmungen können auch als Motivation eingesetzt werden; wenn wir uns bewusst in einen bestimmten Zustand versetzen, der uns die Kraft gibt etwas zu tun, dann ist diese motivierende Stimmung durchaus positiv. Yoga wird hier sehr gerne als Motor eingesetzt, um diese Kraft zu aktivieren oder zu fördern.

GEFÜHLE BEWUSST GEFÜHLT

Wenn der Mensch anfängt zu argumentieren,
hört er auf zu fühlen.

– Französische Weisheit –

Bevor wir ein Gefühl bemerken, ist es schon da und koppelt den mentalen Prozess mit körperlichen Reaktionen wie erhöhtem Blutdruck und beschleunigter Herzfrequenz, größerer Muskelanspannung oder Stimmveränderung. Je stärker Emotionen sind, desto mehr können sie unsere Gedanken und Körperempfindungen, unsere Selbstwahrnehmung und unsere Selbsteinschätzung beeinflussen. Diese Erfahrung hat wohl jeder Mensch schon gemacht.

Gefühle sind also immer auch mit Körperempfindungen verbunden. Sie beeinflussen das vegetative Nervensystem und verändern so zum Beispiel den Atem und rufen automatisch Veränderungen im ganzen Körper hervor. Manchmal sofort spürbar, oft aber auch unmerklich, wobei sich die Folgen manchmal erst nach Wochen, Monaten oder Jahren zeigen. Der Körper ist den Gefühlen aber nicht hoffnungslos ausgeliefert. Es gibt Rückkopplungen zwischen den körperlichen und den emotionalen Aspekten. Atemübungen, Yogahaltungen und Achtsamkeitsübungen helfen uns hier besonders, uns in einem ersten Schritt nicht vollkommen von Ängsten, Wut oder Trauer überfluten zu lassen, und lehren uns, dass wir uns in einem zweiten Schritt nicht mehr mit ihnen identifizieren müssen.

Gefühle können unsere Gedanken und Gedanken wiederum unsere Gefühle so elementar beeinflussen, dass sie uns vollkommen real erscheinen. Selbst dann, wenn sie sich auf ein Ereignis aus der Vergangenheit oder etwas in der Zukunft Liegendes beziehen. Angenommen, Sie haben Angst vor Ihrer ersten Stunde als Yogalehrerin, dann könnten Gedanken auftauchen wie: „Ich kann das nicht …“ oder „Ich bin nicht gut genug als Yogalehrerin …“ Je mehr Sie sich in Gedanken die Stunde ausmalen und sich vorstellen, dass Sie versagen werden, desto stärker werden die dazugehörenden Gefühle von Angst, Scham und Zweifel Sie quälen. Sie werden die Vorstellung so intensiv erleben, dass sie Ihnen vollkommen real vorkommt, obwohl alles nur in Ihrem Kopf stattfindet.

Gefühle sind die Basis für die Entscheidungsprozesse in unserem Alltag. Umso wichtiger ist es, dass wir achtsam und bewusst mit ihnen umgehen. Schließlich können uns unsere Gefühle im positiven Sinne auch dabei helfen, den eigenen Bedürfnissen auf die Spur zu kommen. So kann uns Angst zum Beispiel zeigen, das wir uns überfordern und mehr Zeit für uns brauchen, oder Wut, dass wir unsere Grenzen wahren müssen. Oftmals werden wir jedoch von unseren Gefühlen in die Vergangenheit oder Zukunft entführt, ohne es überhaupt zu bemerken. Zweifel, Sorgen, Grübeleien übernehmen das Ruder und sorgen dafür, dass Stresshormone ausgeschüttet werden und wir entsprechend gereizt, verärgert oder unsicher und ängstlich reagieren. Obwohl Gefühle uns so bestimmen, haben viele Menschen keinen Zugang zu ihnen oder verdrängen sie. Wenn sie im Unterbewusstsein wirksam sind, haben sie jedoch noch stärkeren Einfluss auf uns.

Wir sollten uns immer bewusst machen, dass wir die Tendenz haben, alles unmittelbar mit einem Gedanken zu bewerten und mit einem Gefühl zu versehen: das Wetter, den Yogalehrer, der Raum, in dem der Yogaunterricht stattfindet, die Menschen, die uns begegnen. Alles. Wir sehen die Welt durch unsere Bewertung und durch das Gefühl, das diese Bewertung in uns auslöst. Yoga hingegen lehrt uns, dass die Situation immer neutral ist. Wir sind es, die unbewusst und automatisch auf eine Situation oder einen Menschen reagieren. Mit dem Menschen oder der Situation selbst hat es meist nichts zu tun.

Um unsere gefühlsmäßigen Reaktionen auf etwas oder jemanden bewusst wahrzunehmen, müssen die dazugehörigen Gefühle in unser Bewusstsein dringen. Diese bewusste Wahrnehmung ist nicht selbstverständlich und braucht eine Schulung. Wieder zu lernen, dass wir fühlen, und was wir fühlen ist ein Prozess. Oft haben wir unsere Gefühle durch schmerzhafte Erfahrungen unbewusst abgespalten oder haben uns ganz bewusst dazu entschieden und programmiert, bestimmte Gefühle nicht mehr haben zu wollen.

Dieses Verhalten hat bei den meisten Menschen viel mit der eigenen Erziehung zu tun, die dafür gesorgt hat, dass wir uns von unseren Gefühlen abgeschnitten haben. Als Erwachsene haben wir aber die Wahl, uns wieder neu auf uns selbst und das Leben einzulassen. Denn schließlich ist es das Jetzt, was zählt und die Tatsache, dass man sich die Freude und Neugierde am Erforschen bewahrt. Wenn man lernt, Gefühle differenziert wahrzunehmen und so rechtzeitig zu erkennen, dass die gedankliche oder körperliche Reaktion auf ein bestimmtes Gefühl gar nicht so lange anhält, wie man vielleicht vermutet hatte, wird es richtig spannend. Auf diese Weise sind wir eigentlich viel weniger an unsere Gefühle gekettet, als wir denken, und dadurch viel freier, das heißt jeder Moment kann nun zum Abenteuer werden, weil jeder Moment eine neue unmittelbare Erfahrung für uns bereithält.

Unser Gehirn, beziehungsweise genauer gesagt das limbische System, generiert permanent Emotionen. Erst wenn die Signale in die Hirnrinde gelangen, den jüngeren Teil unseres Gehirns, nehmen wir Liebe, Hass, Freude, Wut, Angst oder Trauer bewusst wahr, können darüber reflektieren und lernen, uns nicht mehr ganz so lange mit ihnen zu identifizieren.

Eine wichtige Erkenntnis aus der Hirnforschung kann uns helfen, uns unserer Gefühle bewusst zu werden. Aufkommende Emotionen können beeinflussen, wie aufmerksam wir sind und wie sehr wir uns auf etwas konzentrieren können.

Wir haben so viele verschiedene Gefühle und Emotionen in uns: Traurigkeit, Angst, Langeweile, Wut, Ohnmacht, Schuld, Einsamkeit, Scham usw. Sie alle – und noch viel mehr – gilt es wahrzunehmen und dabei können wir beobachten, wo und wann wir mit einem Gefühl nicht konfrontiert werden möchten oder wie und warum wir an einem Gefühl festhalten wollen. Diese Wahrnehmung ist ein wichtiger Schlüssel auf dem Weg zum Glück.

Wenn wir nicht bereit sind, negative Gefühle wahrzunehmen, werden wir auch die positiven nicht wirklich in ihrer Tiefe erfahren können. Und umgekehrt: Wenn wir permanent an negativen Gefühlen festhalten und uns gegen positive Gefühle wehren, können sich diese nicht entfalten und wir können Erfahrungen nicht in ihrer Gänze erleben und verarbeiten. Egal, ob positiv oder negativ, aus der Sicht eines Gefühls ist ein Gefühl sowieso nur ein Gefühl. Weder gut noch schlecht. Gefühle sind reine Energie. Sie sind reine Schwingung.

VERSCHIEDENE VERARBEITUNGSPROZESSE

Wenn du deine Emotionen nicht fühlen kannst,
wenn du von ihnen abgeschnitten bist,
wirst du sie schließlich auf der rein physischen Ebene
als körperliches Problem oder Symptom erfahren.

– Eckhart Tolle –

Wenn wir in den Bergen wandern und plötzlich einem Bären gegenüberstehen, laufen zwei Mechanismen ab und wir bekommen gleich zweimal Angst. Das erste Mal wird die Situation blitzschnell, aber dafür ungenau analysiert. Dabei gelangt die Information über die Sinne und den Thalamus direkt zur Amygdala. Dieser auch als Mandelkern bezeichnete Teil des Gehirns ist zur Sicherung unseres Überlebens da und beurteilt jeden ankommenden Reiz sehr schnell als gut oder schlecht, nützlich oder schädlich, gefährlich oder ungefährlich. Die Begegnung mit dem Bären wird er als potenziell gefährlich einstufen und über den Hypothalamus und den Hirnstamm die entsprechende Reaktion auslösen: Angst! Und sofort beginnt das Herz schneller zu schlagen, der Blutdruck steigt und der Schweiß bricht aus, um uns auf einen möglichen Kampf vorzubereiten oder die Flucht einzuleiten. Noch bevor wir realisiert haben, dass wir Angst haben, ist dieser Mechanismus schon im Gange. Die zweite Reaktion erfolgt etwas langsamer und verläuft vom Thalamus zur Hirnrinde und analysiert genau, was gerade passiert ist. Eine wichtige Rolle spielen hier die Sehrinde, um den Bären bewusst wahrzunehmen, sowie der Hippocampus, aus dem Gedächtnisinhalte abgerufen werden, um diese Situation mit Erlebnissen aus der Vergangenheit zu vergleichen. Dann kommt auch noch der präfrontale Cortex hinzu, der die Emotionen verarbeitet, indem er die Situation mit etwas Distanz betrachtet, die Emotionen ins Gesamtbild integriert und überlegt, welche Handlung jetzt am sinnvollsten wäre. In diesem Bereich des Gehirns werden emotionale Reize aus dem limbischen System in bewusste Gefühle umgewandelt.

Yoga und besonders die Achtsamkeit auf unsere Gedanken und Gefühle unterstützen uns darin, unseren präfrontalen Cortex zu stärken. Untersuchungen zeigen, dass zum Beispiel bei Menschen mit einer Spinnenphobie, die Achtsamkeit oder Yoga praktizieren, nicht nur die Amygdala übermäßig stark feuert, sobald eine Spinne in Sicht kommt, sondern auch die Sehrinde und der präfrontale Cortex sehr aktiv sind. Diese Phobiker schaffen es, mit Hilfe des Inneren Beobachters die Situation anders einzuschätzen, um sich nicht von der körperlichen Reaktion übermannen zu lassen. Dabei arbeitet der präfrontale Cortex intensiver, auch wenn im Mandelkern deshalb nicht weniger Aktivität stattfindet. Auch andere Untersuchungen mit Yogapraktizierenden haben deutlich gemacht, dass durch bestimmte Körperhaltungen, Atemübungen und Meditationen die bewusste Wahrnehmung der eigenen Gedanken, Gefühle und Körperempfindungen im präfrontalen Cortex gestärkt wird. Dadurch ist es den Probanden möglich, auf für sie stressige Situationen bewusster zu reagieren.

Untersuchungen des Emotionsforschers Damásios haben gezeigt, dass unterschiedliche Gefühle verschiedene Hirnrindenareale aktivieren. Bei Glück werden besonders der rechte Gyrus cinguli, die linke Insel und der rechte somatosensorische Cortex aktiv. Der linke Gyrus cinguli hingegen feuert nicht so viel wie er es normalerweise tut. Traurigkeit aktiviert die Inselrinde auf beiden Seiten und den vorderen Gyrus cinguli. Der hintere hingegen bleibt stumm. Angst und Ärger stimulieren ebenfalls auf ihre ganz eigene Art, wobei sich die neuronalen Netzwerke bei unterschiedlichen Emotionen überlappen können.

Die Perspektive ändern

Wissenschaftler haben herausgefunden, dass Gefühle sich alleine schon durch die Blickrichtung verändern können. Menschen, die ihren Blick nach rechts richten müssen, um ein Foto zu betrachten, gefällt dieses Bild generell besser, als wenn sie dafür nach links schauen müssen. Beim Blick nach rechts wird die linke Gehirnhälfte aktiviert, die mehr in positive Gefühle involviert wird, während die rechte Gehirnhälfte eher negative Gefühle generiert. Deshalb ist es hilfreich, wenn du zum Beispiel Bilder von Gottheiten, die dich bei der Transformation negativer Gefühle unterstützen sollen, rechts von dir hinstellst.

GEFÜHLE – QUELLE DER KRAFT UND DER VERBLENDUNG

Alle Gefühle sind rein, die dir helfen,
dich zu sammeln und zu erheben;
unrein ist das Gefühl, das nur eine Seite deines Wesens ergreift
und dich dadurch verzerrt.

– Rainer Maria Rilke –

Wann haben Sie das letzte Mal mit Ihren Gefühlen gerungen, haben sich verzweifelt gegen Ihre Tränen gewehrt oder Ihren Ärger runtergeschluckt? Und so sehr Sie sich bemüht haben, Ihre Eifersucht, Ihre Wut oder Ihren Neid zu unterdrücken, das Gefühl schien dadurch nur noch schlimmer zu werden. Diesen Umgang mit Ihren Gefühlen können Sie ändern. Es gibt einen Weg aus der Abwärtsspirale negativer Gedanken und Gefühle, einen Weg in die Präsenz, gespeist aus dem Hier und Jetzt, frei von Stress und Angst. Im gegenwärtigen Moment sein und nicht immer konfrontiert zu werden mit der eigenen Verzweiflung, Frustration, Gier, Wut oder Trauer – das klingt so schön, so verlockend. Wären da nicht die vielen Emotionen, die uns wie aus dem Hinterhalt überfallen und uns dabei den Boden unter den Füßen wegziehen. Verschiedenste Gefühle machen uns das Leben schwer: Wut, Ärger, Gier, Neid, Angst oder Scham. Lauter Gefühle und damit verbundene Gedanken und Körperempfindungen, die ständig dafür sorgen, dass wir etwas haben wollen oder jemanden nicht mehr haben wollen. Aber auch die schönen Gefühle wie Freude, Liebe, Harmonie sorgen dafür, dass wir immer wieder abschweifen in Richtung Zukunft oder Vergangenheit und uns nach ihnen zurücksehnen oder sie uns wünschen.

Die innere Freiheit beginnt in dem Moment, in dem wir die Gefühle nicht mehr bewerten, sie nicht mehr persönlich nehmen und die Gedanken, die an die Gefühle gekoppelt sind, loslassen. Sobald Sie realisieren, dass Sie weder die Gefühle noch die Gedanken sind, beginnt der Weg raus aus der Verblendung hin zu Ihrem Wesen. Diese De-Identifikation wird Ihnen helfen, einige der tief in Ihrem Unterbewusstsein verankerten Gefühls-, Gedanken- und Verhaltensmuster ans Licht zu bringen und aufzubrechen. All jene Muster, die uns unbewusst in einem eng gesteckten Rahmen gefangen halten, der definitiv nicht unserem innersten Wesen entspricht.

Je mehr Sie sich mit Ihren Vorlieben und Abneigungen, Interpretationen und Urteilen identifizieren, desto weniger Sie also als beobachtendes Bewusstsein gegenwärtig sind, desto stärker laden Sie sich mit emotionaler Energie auf und desto mehr wird es Sie zwischen den Polen Ablehnung und Anziehung hin- und herschleudern.

Wenn Sie Ihren Inneren Beobachter einschalten – und später noch den Inneren Beobachter beobachten –, wird eine höhere Bewusstseinsebene aktiviert. So werden Sie erkennen, dass es jenseits des Verstandes einen unendlich großen Raum gibt, eine Art kosmische, klare Intelligenz. Und Ihnen wird auch klar, dass bedingungslose Liebe, Glück, Freude und innerer Frieden ihren Ursprung jenseits des Verstandes haben und an nichts gebunden sind.

Um sich aus emotionaler Unausgeglichenheit befreien zu können, muss man die Wirkung der verschiedenen Gefühle sowohl auf den Körper als auch auf den Geist gut kennen. Der Yoga legt hierauf sehr großen Wert. Denn die Gefühle führen zu einer Unruhe des Geistes und halten uns dadurch von unserem Wesen ab. Deshalb spricht man im Yogasutra von Gefühlen gerne als Schleiern, die das Licht des göttlichen Selbst verhüllen und verhindern, dass es erkannt wird.

Unsere Emotionen lernen wir besser kennen, indem wir in unseren Körper hineinspüren und ihn von INNEN heraus wahrnehmen. Diese Wahrnehmung liefert immer ein getreues Spiegelbild. Während uns Gedanken durch den Kopf gehen, haben die Emotionen eine starke psychische Komponente und sind deshalb vor allem im Körper zu spüren. Sie können Emotionen zulassen und erfahren, ohne sich von ihnen beherrschen zu lassen. Dafür ist es aber wichtig, die verschiedenen Gefühle und ihre emotionale Wirkung zu kennen.

FÜNF SCHRITTE ZU EINER ERFOLGREICHEN YOGA- UND MEDITATIONSPRAXIS

Hingabe, Disziplin und Gleichmut sind die Basis für die Yogapraxis genauso wie für Meditationen. Und fünf ganz praktische Schritte machen es möglich, dass sich ein solches Ritual umfassend auf Ihr ganzes Sein auswirkt. Diese Anleitung hat ihren Ursprung in der modernen Neuropsychologie und ist so aufgebaut, dass durch ihr Befolgen auch Ihr Gehirn positiv verändert wird und Ihre Gefühle langfristig transformiert werden können.

FORMULIEREN SIE EINE ABSICHT!

Formulieren Sie eine Absicht, das können Sie entweder verbal oder nonverbal tun. Dies sind einige Vorschläge:

- Möge dieses Ritual, diese Meditation oder Yogapraxis meine Angst besiegen.
- Möge dieses Ritual mich darin unterstützen, meine Wut anzunehmen.
- Möge diese Meditation mir inneren Frieden bringen.
- Möge mir diese Yogastunde dabei helfen, mir meiner eigenen Gefühle bewusster zu werden.

WIRKUNG: Indem Sie eine Absicht für Ihre Praxis festlegen, werden bestimmte Regionen im Gehirn – nämlich im Frontallappen – dazu angeregt, die orientierenden und vorbereitenden Nachrichten an das gesamte Gehirn zu schicken und ein Ziel zu formulieren, das einen andauernden Zustand für den ganzen Organismus darstellen könnte.

ENTSPANNEN SIE SICH!

Versuchen Sie, Ihren ganzen Körper zu entspannen: Atmen Sie ein und zählen Sie dabei bis 4 und ausatmend bis 6 oder 8. Lassen Sie dabei ganz bewusst alle Anspannung im Körper über das Ausatmen los. Halten Sie nach der Ausatmung einen Moment die Luft an. Machen Sie sich bewusst, wie die Anspannung aus Ihrem Körper über die Füße, das Gesäß oder die Yogamatte in den Boden abfließt.

WIRKUNG: Die Entspannung des Körpers aktiviert den Parasympathikus. Er ist der beruhigende Gegenspieler zum Sympathikus, der auf Angriff oder Flucht programmiert ist.

SUCHEN SIE SICH EINEN SICHEREN ORT!

Stellen Sie sich vor, dass Sie in Sicherheit sind, also an einem Ort, an dem Sie sich geborgen und sicher vor Gefahren fühlen. Es kann aber auch die Gegenwart von Menschen sein, die Ihnen ein sicheres Gefühl verleihen und es Ihnen ermöglichen, so zu entspannen, dass Sie Ihre Aufmerksamkeit vollkommen ungestört nach innen richten können.

WIRKUNG: Ein Gefühl von Sicherheit beruhigt Ihr Gehirn. Evolutionsbedingt suchen wir normalerweise den Horizont unbewusst permanent nach Gefahren ab. Bei der geringsten Bedrohung wird der gesamte Organismus dahingehend aktiv, dass er entweder angreifen oder fliehen kann. Die Bedrohung muss sich übrigens nicht nur auf äußere Gefahren beziehen. Auch mentale Sorgen, Ängste, Wut, innerer Schmerz etc. können uns quälen und unser Gehirn in Alarmbereitschaft versetzen.

Früher fanden Meditationen an abgeschiedenen Orten statt: am Fuß eines Baums, wobei der Rücken an den Baum gelehnt war, hinter Klostermauern oder in einer Höhle. „Sicher" sollte Ihren eigenen Ansprüchen entsprechen. Gehen Sie deshalb nach Ihrem eigenen Gefühl.

STÄRKEN SIE POSITIVE GEFÜHLE!

Versuchen Sie, sich positive Gefühle ins Bewusstsein zu rufen, wie zum Beispiel Mitgefühl, inneren Frieden, Dankbarkeit für all das Schöne, das in Ihrem Leben passiert, oder ein Gefühl der tiefen Liebe einem Menschen gegenüber. Erinnern Sie sich zum Beispiel an einen Moment, an dem Sie geliebt wurden, Wertschätzung erfahren haben oder sich besonders wohl gefühlt haben. Allein die Erinnerung an positive Gefühle hat eine wohltuende Wirkung auf Ihr ganzes System. Erwiesenermaßen wirken sich positive Gefühle sowohl auf Ihre geistige Gesundheit als auch auf Ihr körperliches Wohlempfinden aus. Sie vermitteln Ihnen das Gefühl, in der Welt und in sich selbst zu Hause zu sein. Sie tun einfach gut!

WIRKUNG: Positive Gefühle stärken nachweislich die Ausschüttung von Dopamin im Gehirn. Das ist dafür zuständig, dass wir nicht auf jeden neuen Reiz reagieren. Dadurch können wir uns besser auf das konzentrieren, was wir gerade tun. Positive Gefühle regen darüber hinaus die Produktion von Noradrenalin an. Dieser Neurotransmitter regt den Geist an, er ist vor allem für die Steuerung des Wachheitsgrades und der Aufmerksamkeit verantwortlich. Dopamin und Noradrenalin versetzen das Gehirn in Bereitschaft, die positiven Auswirkungen der Meditation aufzunehmen. Das alles wirkt sich wiederum auf den gesamten Organismus und unser ganzes Sein positiv aus.

GLAUBEN SIE AN DAS GUTE DER PRAXIS!

Machen Sie sich bewusst, wie inspirierend, heilend, wohltuend und nährend Ihre Yogapraxis oder die Meditation für Ihren Körper, Ihr Gehirn und Ihr ganzes Sein ist. Versuchen Sie, jede Zelle Ihres Körpers dafür zu öffnen.

WIRKUNG: Die bewusste Öffnung für die wohltuende Wirkung Ihrer Praxis auf Ihr Sein führt dazu, dass im Gehirn die Schaltkreise angekurbelt werden, die man auch als emotionales Gedächtnis bezeichnet. Sie formen die innere Landschaft des Gedächtnisses und färben die Gedanken. Sie tragen dazu bei, dass die negative Tendenz unseres Denkens ausgeglichen wird.

Allein diese fünf vorbereitenden Aspekte, die Sie Ihrer Yogapraxis, Atemübungen oder Meditation voranstellen können, führen dazu, dass Ihr Gehirn auf ganz subtile Weise zum Positiven verändert wird und Ihr Nervensystem gestärkt wird. Sie stellen eine wundervolle Vorbereitung dar auf die Yogaübungen auf den kommenden Seiten, die Sie maßgeblich darin unterstützen werden, besser mit Ihren Gefühlen klarzukommen.

ANGST

Gesunde Angst sichert unser Überleben. Nicht auf sie zu hören, könnte den Tod bedeuten. Daher ist die Spannbreite an körperlichen Reaktionen auch so groß: Die Pupillen vergrößern sich, die Muskeln werden besser durchblutet, der Blutdruck und die Herzfrequenz steigen, die Atmung wird schneller und die Bronchien erweitern sich, um mehr Sauerstoff aufnehmen zu können, der Blutzuckerspiegel steigt, die Verdauung wird eingestellt, es kommt zu Schweißausbruch und zu einer erhöhten Hormonausschüttung von Adrenalin sowie zu einer Beschleunigung der Gedanken und Schlussfolgerungen. Kurz, der gesamte Organismus ist im Überlebensmodus, ausgelöst durch das sympathische Nervensystem. Ist die Gefahr vorbei, sorgt das parasympathische Nervensystem dafür, dass der Körper Stück für Stück wieder entspannt. Nur der Abbau des freigesetzten Adrenalins und Noradrenalins dauert etwas länger und die erhöhten Werte können noch gemessen werden, wenn das Herz schon wieder ganz normal schlägt.

Die Angst hat viele Gesichter: als nervöse Unruhe, Beklommenheit und Verzagtheit; oder Nervosität, Fahrigkeit, Schreckhaftigkeit und Erregbarkeit; oder Besorgnis, Sorge, Unbehagen, Unruhe und Missstimmung. Existenzangst, Versagensangst, Schulangst, Prüfungsangst, Verlassenheitsangst, die verschiedenen Phobien wie Klaustrophobie, Höhen- und Platzangst oder Objektängste wie vor Spinnen, Schlangen oder Einbrechern quälen Menschen.

Es ist eine Illusion, zu glauben, dass es ein Leben ohne Angst gibt. Die Angst – besonders die Angst vor dem Tod – gehört im Yoga zu den kleshas und wird dort als die Energie bezeichnet, die am stärksten durch uns hindurchwirkt. Auf der anderen Seite hat die Evolution die Angst als wichtige Schutzfunktion vor möglichen Gefahren eingerichtet. Gesunde Angst kann enorme Energien freisetzen: Sie versetzt den Körper in einen Alarmzustand, schärft die Sinne und führt zu mehr Aufmerksamkeit und Kraft. Angst kann uns ungeheuer kreativ machen und uns zu Höchstleistungen anspornen. Vorausgesetzt, wir bleiben – trotz der Angst – bewegungsfähig.

ANGST ALS SPIRITUELLE PRAXIS

Angst mobilisiert ungeahnte Kräfte. Durch Angst können wir Grenzen überwinden, Übermenschliches leisten und Neues entdecken und die Angst vor dem Tod verlieren. Überwinden wir sie, erleben wir eine tiefe Befriedigung und ein spontanes Glück. Dann strahlt der Mut in uns, wir fühlen uns lebendig und stark, sodass wir uns auf das Unbekannte einlassen können und über uns selbst hinauswachsen und uns weiterentwickeln. Mit dem Mut und der Bereitschaft, uns unseren Ängsten zu stellen, besonders in Beziehungen, können wir auch eine tiefere Liebe erfahren – ebenso zu uns selbst wie zu einem anderen Menschen.

Angst bleibt manchmal auch lange unerkannt, weil sie sich in körperlichen Symptomen zeigt, die nicht auf den ersten Blick einen eindeutigen Rückschluss zulassen: Kopfschmerz oder Verdauungsproblemen, Muskelanspannung oder Migräne. Gelingt es uns, das Gefühl der Angst im Körper zu transformieren, um so die Kraft der Angst zu erwecken und ihre Energie zugänglich zu machen, können wir einen völlig neuen Zugang zu bedingungsloser Freude und Erfüllung finden. Und da Ängste so facettenreich sein können, dass man sie manchmal gar nicht direkt erkennt, ist es gut, sich mit den eigenen Ängsten zu beschäftigen und ihnen nach Möglichkeit ein Gesicht und einen Namen zu geben.

ÜBUNG: GEBEN SIE IHRER ANGST EINE GESTALT Zeichnen Sie Ihre Angst oder malen Sie sie auf ein großes Blatt. Vielleicht erscheint sie Ihnen in Form eines Gesichts, eines Tiers, eines Wesens. Was immer sich Ihnen als Symbol Ihrer Angst zeigt, geben Sie ihm eine Gestalt und gehen Sie in Zwiesprache damit. Stellen Sie Ihrer Angst folgende Fragen:

1. Warum bist du da?
2. Wovor willst du mich schützen?
3. Was kann ich tun, damit mein Leben mit dir leichter wird?
4. Was möchtest du mir sagen?

Schreiben Sie auf, was Ihnen spontan dazu in den Sinn kommt. Vielleicht klingt manches davon im ersten Moment unerklärlich, aber wahrscheinlich wird sich Ihnen die tiefere Bedeutung dieser Aussagen mit der Zeit erschließen.

ÜBUNG: VERLEIHEN SIE IHRER ANGST EINEN TON Suchen Sie sich einen Ort, an dem Sie nicht gestört werden. Vielleicht fällt es Ihnen sogar leichter, diese Übung in der Natur zu machen. Vielleicht ist es auch einfacher für Sie, diese Übung im Gehen zu machen, damit etwas in Ihnen in Bewegung kommt. Welchen Ton würden Sie Ihrer Angst geben? Lassen Sie sie aus sich heraus sprechen. Es wird einige Zeit dauern, bis sie sich meldet, immer stärker wird im Ausdruck und dann auch wieder verebbt. Schenken Sie ihr die Zeit, die sie braucht. Es lohnt sich!

ÜBUNG: DAS ANGSTTAGEBUCH Erforschen Sie Ihre Ängste mit Hilfe eines Angsttagebuches. Es unterstützt Sie darin, die Zusammenhänge zwischen Ihren Ängsten und deren Auslöser zu erforschen und zu erkennen.

Notieren Sie folgende Punkte:

1. Wo hat Sie die Angst übermannt?
2. Warum ist sie aufgetaucht?
3. Wie intensiv war die Angst in der Situation?

4. Welche hinderlichen/negativen Gedanken haben Sie gehabt?
5. Wie war die Folgehandlung (Flucht/Starre ...)?

ÜBUNG: DIE ANGST IM KÖRPER ERFAHREN Wenn wir Angst haben, fühlt sich unser Organismus bedroht und werden wir besonders im Bereich des Oberkörpers eng oder erleben Anspannung und Druck. Die Stresshormone können zusätzlich dafür sorgen, dass uns ein Schauer über den Rücken läuft.

Versuchen Sie, Ihre Angst im Körper wahrzunehmen. Wo genau können Sie die Angst spüren? Können Sie die Angst auch im Oberkörper spüren? Oder eher in der Kehle? Schließen Sie die Augen und spüren Sie dem Gefühl nach, sobald Sie sich in einer Situation fühlen, in der Sie Angst haben oder wenn Ihnen ein Mensch begegnet, der Sie ängstigt.

Was verändert sich, wenn Sie bewusst tief und lang ausatmen? Verändert sich dadurch auch dieses Körpergefühl? Was verändert sich, wenn Sie sich vorstellen, dass die Angst auch wieder vergeht? Wie fühlt es sich im Körper an, wenn Sie sich bewusst machen, dass Sie selbst viel stärker sind als die Angst?

DANKBARKEIT

Dankbarkeit kann uns zutiefst bereichern und uns als Geschenk vor Augen halten, was wir oft fälschlicherweise als selbstverständlich betrachten. Waren Sie selbst schon einmal krank, von starken Schmerzen heimgesucht und dem Himmel dankbar dafür, als diese ein Ende genommen haben? Oder eine Begegnung mit einem Menschen, den Sie sehr lieben, hat dazu geführt, dass Ihr Herz vor lauter Dankbarkeit überschäumt. Dankbarkeit ist tatsächlich sogar ein spiritueller Weg. Bekannt wurde er im Westen durch den Benediktinermönch David Steindl-Rast. Für ihn ist Dankbarkeit eines der zentralsten Themen auf der Reise zum Erwachen. Werden wir uns bewusst, dass uns das Leben geschenkt wurde und wir für dieses Geschenk dankbar sein dürfen, erleben wir seiner Ansicht nach einen großen inneren Reichtum. Für Bruder David ist die Dankbarkeit eine zukunftsweisende spirituelle Praxis, die besonders unserer Gesellschaft gut tut. Ist ein kennzeichnendes Merkmal der heutigen Gesellschaft doch leider eine latent vorhandene Undankbarkeit, deren Ursache u. a. in der Wirtschaft liegt, die uns permanent vorgaukelt, dass wir noch etwas bräuchten, um wirklich glücklich zu sein.

Steindl-Rust betrachtet Dankbarkeit als spirituellen Weg, weil er das Wort „spirituell“ mit „lebendig“ übersetzt. „Spiritus“, der Heilige Geist, ist der Lebensatem und somit die Wurzel alles Lebendigen. Wenn wir uns für das Wunder des Lebensatems und für eine unmittelbare Begegnung mit dem Lebendigen öffnen, dann überkommt uns automatisch eine tiefe Dankbarkeit. Sie führt nicht selten dazu, dass wir so tief im Herzen berührt werden, dass wir vor lauter Glück weinen über das, was wir dadurch unmittelbar erfahren haben. Solche Erfahrungen, die man auch mystische Erfahrungen nennt, sind ein großes Geschenk und werden oft als Gnade bezeichnet. Sie öffnen unser Herz und erweitern unser Bewusstsein dafür, dass wir mit allem verbunden sind und nichts unabhängig voneinander existieren kann.

DANKBARKEIT ALS SPIRITUELLE PRAXIS

Auch im Buddhismus spielt Dankbarkeit eine große Rolle. Buddha wurde nicht müde, seinen Schülern zu vermitteln, wie dankbar wir dafür sein sollten, als Mensch geboren zu sein. Damit sei uns – wie keinem anderen Lebewesen – die Gabe der bewussten Reflexion gegeben, was uns zur Erleuchtung führen kann. Um zu verdeutlichen, was dies bedeutet, nannte er folgendes Gleichnis: Das Glück, als Mensch geboren worden zu sein, gleicht einer Schildkröte, die nach einem 2000-jährigen Schlaf auf dem Urgrund des Ozeans aufwacht, an die Wasseroberfläche schwimmt um Luft zu holen, und dann mit ihrem Kopf in einem Rettungsring auftaucht, der zufällig genau an dieser Stelle auf dem Ozean schwimmt.

Wenn Sie sich bewusst machen, dass es ein großes Geschenk ist, dass Sie jetzt als Mensch hier leben und eine spirituelle Praxis ausüben können, kann alleine diese Erkenntnis Ihrer spirituellen Praxis eine ganz neue Ausrichtung geben und Sie zusätzlich motivieren, intensiver zu praktizieren. Dann können auch jeder Atemzug und jeder Tag, der Ihnen dafür bleibt, ein großes Geschenk sein, für das Sie aus tiefstem Herzen dankbar sind. Selbst dann, wenn hier und da Schwierigkeiten im Außen auftauchen oder Krisen durchstanden werden wollen. Und vielleicht werden Sie am Ende Ihres Lebens – wann immer dieses sein mag – mit großer Dankbarkeit auf Ihr irdisches Dasein zurückblicken und nichts bereuen, weil Sie diese Zeit hier auf Erden voller Dankbarkeit genutzt haben.

ÜBUNG: DEM KÖRPER DANKEN Lassen Sie Dankbarkeit zur Gewohnheit werden. Schicken Sie vor dem Schlafengehen Ihren Füßen einen Dank. Nur weil sie gesund sind, können Sie laufen, rennen, Ski fahren oder tanzen. Am nächsten Abend danken Sie Ihren Augen. Nur weil sie gesund sind, können Sie die Menschen, die Sie lieben, sehen, die Schönheit dieser Welt genießen! Am nächsten Abend geht es weiter mit der Nase, den Armen, den Händen. Danken Sie jedem Tag einem anderen Teil Ihres Körpers.

ÜBUNG: DEN PERSÖNLICHEN HERAUSFORDERUNGEN DANKEN Denken Sie an eine Krise in Ihrem Leben. Danken Sie den Menschen, die daran beteiligt waren, diese vielleicht sogar ausgelöst haben, und denen, die Ihnen dabei geholfen haben, sie zu überwinden. Auch wenn es paradox klingt, aber ohne diese Schwierigkeit wären Sie heute nicht so weise, wie Sie es sind.

ÜBUNG: DEM GÖTTLICHEN DANKEN Nehmen Sie dankend die schönen Momente an, die Sie heute vom Universum bekommen haben, ohne dafür etwas tun oder zahlen zu müssen: die wohltuende Sonne auf Ihrer Haut, das Lachen eines Menschen, eine herzliche Umarmung, und DAS, was die Atome zusammenhält und dafür sorgt, dass Sie heute hier sind!

ÜBUNG: DEN WEG DER DANKBARKEIT GEHEN Suchen Sie sich einen Weg, den Sie gehen möchten. Anfang und Ziel legen Sie vorher fest. Es kann zum Beispiel ein schöner ruhiger Waldweg sein. Sie sollten ungestört und für sich sein auf Ihrer „Dankbarkeits-Reise". Finden Sie nun vor jedem Schritt, den Sie machen, etwas, für das Sie dankbar sind in Ihrem Leben, und sagen Sie es leise in Gedanken zu sich: „Ich bin dankbar für ..." Gehen Sie den nächsten Schritt erst, wenn Sie etwas gefunden haben, für das Sie dankbar sind. Bleiben Sie bei der Übung und gehen so lange den Weg der Dankbarkeit, bis Sie am festgelegten Ziel angelangt sind. Dort bleiben Sie einen Moment in der Stille. Schließen Sie Ihre Augen und verbinden Sie sich mit Ihrem Herzen und nehmen Sie sich etwas Zeit, die Dankbarkeit zu FÜHLEN.

EIFERSUCHT

Eifersucht wohnt jedem Menschen inne. Das machen psychologische Experimente immer wieder deutlich. So reagieren zum Beispiel Kinder ab dem sechsten Lebensmonat eifersüchtig, wenn sich ihre Mutter einem anderen Kind zuwendet. Ja, sogar wenn die Mutter mit einer kindsähnlichen Puppe spielt, werden ihre Kinder von Eifersucht geplagt. Menschen wollen Aufmerksamkeit, Nähe und Zugehörigkeit. Sobald sie merken, dass andere mehr davon bekommen als sie selbst, kämpfen sie darum. Angetrieben wird dieser Kampf von Eifersucht. Die Eifersucht wird oft auch als die dunkle Seite der Liebe bezeichnet. Viele Dramen und Tragödien gründen darin und enden im schlimmsten Fall sogar mit dem Tod. Eifersucht geht Hand in Hand mit anderen Gefühlen: Wut, Trauer, Angst und Selbstzweifel. Eifersucht kann zerstörerisch sein und krank machen.

Einer Befragung zufolge reagierten 600 Probanden auf eine Bedrohung – zum Beispiel eine mögliche Verliebtheit eines der Partner – intensiver, wenn ihre Partnerschaft durch große gegenseitige Abhängigkeit und tiefes Vertrauen zueinander geprägt war. Eifersucht „auf Verdacht" hatte hingegen weniger mit der Qualität der Beziehung zu tun, sondern hing zusammen mit der Persönlichkeit der Befragten. Selbstunsichere Probanden waren ihren Partnern gegenüber häufiger eifersüchtig und durchdrungen von einem unbegründeten Gefühl des Misstrauens.

Manche Psychologen gehen davon aus, dass Eifersucht auch stark mit gesellschaftlichen Normen zusammenhängt. In Kulturen, in denen eine Partnerschaft als exklusiv gilt und monogam gelebt wird, sind romantische Gefühle und Liebe nicht teilbar. Andere Forscher gehen davon aus, dass ein Absolutheitsanspruch angeboren ist und seit frühester Kindheit unsere Beziehungen prägt. Einer der ersten Wissenschaftler, der dies beobachtete, war Charles Darwin (1809–1882). 1877 publizierte der Naturforscher Aufzeichnungen über seinen Sohn William, der bereits im Alter von 15 Monaten eifersüchtig reagierte, sobald der Vater sich intensiv um eine große Puppe kümmerte.

Eifersucht bezieht sich nicht zwangsläufig nur auf den Partner oder die Eltern. Man kann auch auf andere Yogaschüler eifersüchtig reagieren, die mehr Beachtung vom Yogalehrer erhalten als man selbst. Ober aber man ist als Yogalehrer eifersüchtig auf die Schüler eines anderen Lehrers. Man kann auf Menschen oder Objekte eifersüchtig reagieren: die Arbeit, das Hobby des Partners, den Ex der Freundin, den Hund des Freundes, den Arbeitskollegen usw. Eifersucht kann das Leben sehr beeinflussen und einen Menschen zur Verzweiflung bringen. Eifersucht trägt auch das Wort SUCHT in sich und für Menschen, die davon betroffen sind, kann dieses Gefühl zur Sucht werden und bis in den Wahnsinn führen.

DIE VERSCHIEDENEN EBENEN DER EIFERSUCHT

Um das Gefühl der Eifersucht als positive Kraft annehmen zu können, müssen wir erfolgreich damit umgehen. Wichtig ist, darauf zu hören, was es uns sagen will, und angemessen darauf zu reagieren – nicht mit Wut und Trotz, sondern mit Empathie und Einsicht. Diese Reaktion hängt entscheidend auch davon ab, welche Form der Eifersucht uns betrifft. Eifersucht kann eine durchaus positive Wirkung haben und uns sogar emotional dem anderen wieder näher bringen. Sie kann aber auch all ihre destruktive Kraft entfalten und die Liebe zerstören. Unterteilt wird sie hierfür in drei Stufen:

Leicht ist die Eifersucht, wenn sie sich nur vorübergehend zeigt und es einen begründeten Anlass gibt, wie zum Beispiel einen extremen Flirt des Partners. Bei der leichten Form lassen sich die Eifersuchtsgefühle gut in den Griff bekommen, das heißt, der Eifersüchtige lässt sich einfacher davon überzeugen, dass seine Sorgen unberechtigt sind.

Mittel nennt man die Eifersucht, wenn ein ständiges Gefühl der Besorgnis vorhanden ist. Bei jedem und allem vermutet der Eifersüchtige, dass etwas anderes dahintersteckt. Dieses Gefühl hält sich hartnäckiger, weil ihm eine Ursache fehlt.

Schwer wird die Eifersucht, wenn sie krankhafte Züge annimmt. Wer sich länger als einen halben Tag damit beschäftigt, wen der Partner gut findet, oder immer und bei jeder Gelegenheit eifersüchtig reagiert und von dem Gefühl dominiert wird, dass der Partner ihn verlassen könne, leidet unter einer Eifersucht, die Suchtcharakter hat und schwer zu bewältigen ist. Um eine solche Form der Eifersucht zu überwinden, braucht man therapeutische Hilfe.

EIFERSUCHT ALS SPIRITUELLE PRAXIS

Achtsamkeit und Selbstreflexion spielen bei der Behebung der Eifersucht eine wichtige Rolle. Sich selbst und dem Partner eingestehen, dass man eifersüchtig ist, ist wohl ein erster wichtiger Schritt auf dem Weg zur Heilung.

ÜBUNG: STÄRKEN SIE IHR SELBSTWERTGEFÜHL Das eigene Selbstwertgefühl spielt im Umgang mit der Eifersucht eine große Rolle. Dieses gilt es zu stärken. Schreiben Sie Ihre eigenen Stärken auf. Dazu können gehören: Intelligenz, Ehrlichkeit, Schönheit, Verletzlichkeit, Authentizität, Schlagfertigkeit, Kreativität oder Ihre Fähigkeit, andere Menschen bedingungslos zu lieben. Schreiben Sie auch auf, welche Eigenschaften Ihr Partner an Ihnen besonders geliebt hat, als er Sie kennengelernt hat. Machen Sie sich eine Liste von dem, was

Sie einmalig, besonders macht. Gehen Sie immer wieder ganz bewusst in diese Stärken hinein und FÜHLEN Sie Ihre Einzigartigkeit.

Wenn das Gefühl der Eifersucht dann trotzdem noch aufkommt, gehen Sie einen Schritt zurück und werden Sie sich bewusst, was gerade passiert. Atmen Sie ein paar Mal tief ein und aus, entspannen Sie Ihren Nacken und Ihre Schultern und richten Sie den Blick auf sich selbst! Forschen Sie nach den Gründen Ihrer Eifersucht. Vertrauen Sie sich selbst? Was passiert, wenn Sie den Satz: „Ich kann mir selbst vertrauen!" laut aussprechen? Ergänzen Sie den Satz und sagen Sie sich: „Ich kann mir selbst vertrauen, weil ..." Spielen Sie mit Ihrer Eifersucht, anstatt sich von ihr auffressen zu lassen.

ÜBUNG: WO BRAUCHT IHRE BEZIEHUNG MEHR FREIRAUM? Zur Liebe gehört immer ein wenig Eifersucht. Eifersucht als positive Kraft kann ein Warnzeichen sein für ein Beziehungsproblem. Ein kleines Wachrütteln, ein Rettungsring für die Beziehung. Überlegen Sie sich, wo das Feuer Ihrer Liebe erloschen ist. Sind Sie vielleicht zu häufig mit Ihrem Partner oder Ihrer Partnerin zusammen? Haben Sie Ihre eigenen Hobbys und Freunde aufgegeben oder stark vernachlässigt? Sind Sie zu sehr auf Ihren Partner fixiert, sodass Sie selbst keine Luft mehr zum Atmen haben? Überdenken Sie diese Fragen und überlegen Sie, ob darin der Grund liegt, dass Ihr Partner Ihnen nicht mehr die gewohnte Aufmerksamkeit schenkt und Sie vielleicht deshalb eifersüchtig sind.

ÜBUNG: HEILEN SIE IHRE INNERE WUNDE Eifersucht entsteht immer aus einem Gefühl des Mangels. Wir haben das Gefühl, nicht gut genug, nicht schön genug, nicht interessant genug zu sein. Dabei ist jeder von uns vollkommen und einzigartig. Damit wir an diesen Schatz in uns kommen, müssen wir aber die Wunde heilen, aus der das Gefühl fließt, nicht gut genug zu sein.

Schließen Sie die Augen und stellen Sie sich vor, dass es in Ihrem Körper eine Stelle gibt, aus der das Gefühl des Nicht-Genügens fließt. Es kann auch eine Stelle sein, die zutiefst verletzt wurde, und vielleicht haben Sie deshalb das Gefühl, nicht zu genügen. Legen Sie Ihre Hand auf diese Stelle und stellen Sie sich vor, dass durch Ihre Hand Heilenergie fließt und diese Stelle nun nach und nach Heilung erfährt.

Wiederholen Sie diese Übung so häufig wie möglich. Dann wird sich das Gefühl, nicht zu genügen, reduzieren und Sie werden lernen, den Fokus mehr auf den Teil in Ihnen legen zu können, der einzigartig und wunderbar ist.

ÜBUNG: ENTDECKEN SIE DAS JUWEL IN SICH Stellen Sie sich vor, dass Sie ein Juwel in sich tragen. Es ist zugleich Ihr Wesenskern. Wunderschön, einzigartig und unverletzlich. Versuchen Sie, mit ihm in Kontakt zu gehen. Sie müssen nichts tun. Es ist einfach da. Öffnen Sie sich für diese Vorstellung. Immer und immer wieder. Dann wird es sich Ihnen eines Tages zeigen und Sie werden erkennen, dass Sie keinen Grund haben, eifersüchtig zu sein, weil Sie einmalig und umwerfend sind!

Ekel

Das Gefühl des Ekels ist uns größtenteils angeboren, zumindest wenn es sich um gefährliche oder gefährdende Stoffe handelt, denen wir ausgesetzt sind. In der Evolution war und ist Ekel eine der wichtigsten Schutzfunktionen, um zu überleben. Unsere Vorfahren mussten blitzschnell entscheiden, ob etwas essbar war oder giftig und verdorben; und wenn der Geruch keinen Ekel auslöste, dann der Geschmack, um es noch rechtzeitig auszuspucken oder zu erbrechen. Der Ausdruck des Ekels gilt als evolutionär erworbene Abneigung gegenüber allem, das für uns schädlich ist oder uns mit etwas anstecken könnte, was unserer Gesundheit abträglich wäre. Heute unterscheiden wir zwischen physisch und moralisch Ekelhaftem. Zu physisch Ekligem gehört alles, was mit Ausscheidungen, Ausdünstungen und Fäulnis zu tun hat, mit schleimigen Sekreten und Sachen oder Tieren, die kleben und kriechen, oder Leichen und offenen Wunden. Aber auch alles, was potenziell unsauber, unrein oder unhygienisch ist oder auch fremdartig, wie ungewohnte Speisen. Ekel braucht also einen Auslöser, der sensorisch wahrgenommen wird: Entweder wir können etwas Ekliges riechen, sehen oder wir haben es aus Versehen angefasst – all das löst die Reaktion der Abscheu aus und wir schützen uns davor, indem wir loslassen, weggehen oder es anderweitig vermeiden.

Die Forschung tendiert dazu, dass die Fähigkeit, sich zu ekeln, als genetisch bedingt einzuschätzen, aber die Auslöser des Ekels als kulturell variabel zu sehen. Daher kann Ekel auch gelernt werden. Kinder bis zu drei Jahren haben keine Ekelreaktion, wenn sie Kot oder Schweiß riechen, doch das Verhalten der Eltern zeigt ihnen, dass etwas eklig sein muss und so lernen sie, den Geruch mit Ekel zu verbinden.

Nicht immer muss man einen Würgereiz spüren, wenn ein Ekelgefühl mit im Spiel ist. Ekel taucht oft in ganz anderer Form auf: So kann eine Abneigung, deren Grund man nicht weiß, auf Ekel basieren. Harmlos hört sich auch der Begriff „Unlust" an, aber wenn wir etwas nicht wollen, hat das oft tiefere Gründe, als die, die wir im Moment wahrnehmen können. Weitere Formen des Ekels sind: Widerstreben und Abwendung, Widerwille und Abscheu bis zu Verachtung und Hass, bei dem sich zusätzlich zum – wahrscheinlich nicht eingestandenen – Ekel ein so starkes Gefühl der Ablehnung entwickelt, dass dieser Hass zu Entmenschlichung führen kann.

Menschen in zivilisierten Gesellschaften ekeln sich häufiger, als Menschen in Entwicklungsländern. Wir sind heute an ein derart hygienisches Umfeld gewöhnt, dass sich manche schon vor ganz natürlichen Dingen ekeln, wie einer Schnittwunde oder Blut ganz allgemein. Unsere Entfernung von der Natur lässt uns zwar Fleisch essen, vorausgesetzt, wir sind keine Vegetarier, doch den Vorgang des Tötens finden wir eklig. Aber obwohl eine echte Leiche durchaus Ekelgefühle auslösen kann, erfreuen sich Fernsehserien, die in der Pathologie spielen, großer Beliebtheit. Vielleicht gibt es sogar einen Reiz des Ekligen.

EKEL ALS SPIRITUELLE PRAXIS

Zu wissen, dass in uns die Evolution noch immer zu unserem Schutz wirkt, sollte uns dankbar dafür machen, dass wir diesen instinktiven Schutzmechanismus nicht verloren haben, wenn es um Essbares geht. Wir können uns im Allgemeinen darauf verlassen, dass wir etwas abstoßend finden, was uns schadet.

Aber vor allem wenn wir Ekelgefühle im sozialen Umfeld erleben, ist dies eine Aufforderung, uns mit unseren Wertvorstellungen auseinanderzusetzen. Warum empfinden wir Ekel bei einem Menschen, wenn wir mitfühlend sein könnten? Was hat sich da in uns verschoben? Ekel ist demnach eine gute Herausforderung, wenn es darum geht, den Zusammenhang zwischen Sinneseindrücken und moralischen Wertvorstellungen zu hinterfragen.

ÜBUNG: GESUNDEN EKEL WÜRDIGEN, UNNATÜRLICHEN EKEL ÜBERWINDEN Wir sind in unserer heutigen Gesellschaft so verwöhnt, dass wir uns vor Dingen ekeln, die vollkommen natürlich sind. Machen Sie sich eine Liste der Dinge und Menschen, vor denen Sie sich ekeln. Fragen Sie sich, was genau es ist, das Sie ekelt. Tauschen Sie sich dazu mit Freunden aus und gehen Sie in einen Dialog darüber, was für Sie normal ist, aber andere Menschen vielleicht ekelt. Überlegen Sie, wo Sie sich selbst durch Ihr Gefühl des Ekels vom Leben abschneiden und wo es gesund ist. Seien Sie hier ganz offen und überfordern Sie sich nicht.

ÜBUNG: EKEL ÜBERWINDEN Falls Sie ein Ekelgefühl verspüren, hilft es oft als erstes, die Gesichtsmuskulatur zu entspannen, vor allem die Oberlippe. Nehmen Sie ein paar tiefe Atemzüge, vor allem die Ausatmung sollte länger sein als die Einatmung. Meist ist es hilfreich, sich in engeren Kontakt mit dem Ekelobjekt zu begeben, dieser erste Kontakt ist meist der schwerste, meistens wird das Ekelgefühl dann schwächer oder legt sich sogar ganz.

AUS DEM EKEL ABGELEITETE GEFÜHLE

VERACHTUNG

Dieses Gefühl wird oft als eigenständige Basisemotion gesehen, doch von der Emotionspsychologie aus betrachtet setzt sich Verachtung aus Ekel und Ärger zusammen. Mit dem Gefühl der Verachtung bestrafen und entwürdigen wir Menschen, die in unseren Augen nichts wert sind. Verachtung bezieht sich also ausschließlich auf Menschen und kombiniert den Ekel mit einer kognitiven Bewertung beispielsweise eines sozialen Rangs – wie etwa bei indischen Parias oder Müllmännern. Das Anderssein derjenigen verletzt das eigene Gefühl der Zugehörigkeit zu einer sozialen Gruppe. Verachtung grenzt aus und diskriminiert. Und weil wir durchaus wissen, dass es ein Vorurteil ist, sind wir verärgert, wenn wir mit unserer Verachtung konfrontiert werden. Verachtung ist stark kulturabhängig. Nach Paul Ekman baut sich dieses Gefühl auf Ekel auf und braucht ein komplexes Wertesystem, das wir erst im Erwachsenenalter entwickelt haben. Kinder können sich demnach ekeln, aber sie verachten nicht, weil ihnen diese Bewertungsskala fehlt.

Zorn oder Wut bewirken im Gegenüber oft Angst und Ohnmacht. Die Verachtung soll dagegen eher das Gefühl von Scham auslösen. So fallen im Zusammenhang mit Verachtung oft die Begriffe Schamkultur (assoziiert mit Ländern des Nahen und Fernen Ostens) und Schuldkultur (der westlichen Welt zugeschrieben), die zurückgehen auf den englischen Altphilologen Eric Robertson Dodds. In der Schamkultur geht nichts über die öffentliche Wertschätzung, sie ist die höchste Tugend, und ihr Gegenteil, die Demütigung – vielleicht sogar öffentlich – bedeutet das größtmögliche Fiasko. In der Schuldkultur geht es darum, dass eine äußere Instanz so verinnerlicht wird, dass man sich nicht vor anderen schämen muss, sondern es mit sich selbst ausmacht. In allen Kulturen findet man unterschiedliche Ausprägungen von Scham.

Ekman betont, obwohl Verachtung zu den negativen Gefühlen zähle, werde sie im akuten Moment häufig als angenehm empfunden, auch wenn man sich im Nachhinein schäme, jemand verachtet zu haben. Verachtung kommt sozialem Ekel gleich, beinhaltet aber zusätzlich den Aspekt der Bestrafung.

ÜBUNG: MACHEN SIE EINE COLLAGE VON DEM, WAS SIE VERACHTEN Sammeln Sie Bilder, Zeitungsausschnitte und Fotos von den Dingen, die Sie verachten. Gehen Sie in Zwiesprache mit jedem einzelnen Detail auf der Collage und fragen Sie sich:

1. Warum verachte ich das so?
2. Was hat mich so sehr verletzt, dass ich etwas oder jemanden verachten muss?
3. Gibt es etwas, was ich als Kind verachtet habe und von dem ich mir deshalb geschworen habe, dass ich selbst so etwas nie machen oder erleben will?

Kontemplieren Sie diese Fragen vielleicht sogar über mehrere Tage. Verachtung kann uns so subtil mit bislang ungesehenen Seiten in uns in Kontakt bringen, dass es manchmal etwas länger dauert, bis wir erkennen, was sich hinter der Verachtung verbirgt.

ÜBUNG: SELBSTVERACHTUNG ERKENNEN Verachtung wird auch häufig unbewusst gespeist aus einem Gefühl der tiefen Selbstverachtung. Gibt es etwas an Ihnen, was Sie selbst verachten? Etwas, das Sie vor sich selbst verstecken wollen? Zum Beispiel Rassismus, Fremdenfeindlichkeit oder Homosexualität? Überspielen Sie möglicherweise diese Tendenz, indem Sie sie bei anderen kritisieren und verachten? Wollen Sie vielleicht nicht sehen, dass Sie sie in sich selbst tragen? Gehen Sie auf die Suche! Suchen Sie die Wurzeln und versuchen Sie, die Verachtung in Mitgefühl zu verwandeln (siehe dazu Anleitung zur Meditation des Mitgefühls S. 56)

SCHAM

Scham gehört zu den Gefühlen, die wir am liebsten nicht haben möchten und mit denen wir trotzdem konfrontiert werden. Wir erkennen sie sofort: Das Blut kommt in Wallung und die Röte schießt uns ins Gesicht. Der Scham liegt das Gefühl des „Ich bin falsch" zugrunde. Sie richtet sich in erster Linie gegen uns selbst und thematisiert wie kein anderes Gefühl das „Ich". Hier sind nicht mehr die anderen falsch oder nicht gut genug oder besser als wir selbst. Die Scham richtet sich gegen uns selbst. Das Schamgefühl entsteht früh in der biografischen Entwicklung und ist eines der entscheidendsten Gefühle, die unser Ich-Verständnis prägen. Auch führt kein Gefühl so unmittelbar zur Polarisierung von gut und schlecht, richtig und falsch, ich und du wie die Scham.

Besonders das Christentum arbeitet mit der Scham, sodass viele Menschen in der westlichen Gesellschaft ein Gefühl von Scham bereits mit der Muttermilch aufgesogen haben. Das hat dazu geführt, dass viele Menschen perfektionistisch sind, unsicher und immer wieder an ihren eigenen Fähigkeiten zweifeln.

Fehlt uns hingegen das Gefühl der Scham, kann dies zu einem aufgeblasenen Selbstbild führen und dazu, dass andere sich für einen „fremdschämen". Wenn einem Menschen ein gesundes Schamgefühl fehlt und er sich in der Öffentlichkeit entblößt oder ohne Manieren zeigt, kann dies zutiefst peinlich sein.

Wenn einem Menschen das Gefühl von Scham fehlt, ist er nicht in der Lage, die eigenen Fehler zu erkennen. Er ist nicht schwingungsfähig und somit unfähig, die eigenen Grenzen und die der anderen zu sehen. Leider ist es häufig so, dass es manchen Menschen gut stünde, etwas mehr Scham zu entwickeln. Diese Menschen können sich häufig nicht entschuldigen, sind egozentrisch und selbstherrlich. Andere wiederum, die der Welt etwas zu sagen oder zu geben hätten, sind oft über die Maßen bescheiden und schämen sich völlig zu Unrecht. Scham ist natürlich, wie alle anderen Gefühle auch, weder gut noch schlecht.

Scham spiegelt ein Ideal wider, das nicht erreicht wurde oder misslungen ist. Die Komponenten des Ekels und der Angst beziehen sich auf uns selbst – und wir fühlen uns schuldig. Scham ist eine innere Selbstabwertung. Der Scham können wir uns nur entziehen, wenn wir uns ändern, sie ist die Vorstellung von dem, was andere in einem sehen oder sich von einem wünschen – und was wir nicht erfüllen. Um mit uns selbst in Frieden zu leben, ist es notwendig, die eigene Scham kennenzulernen und zu erkennen, wo wir eine gesunde Scham empfinden oder wo uns dieses Gefühl eingepflanzt wurde.

ÜBUNG: VERLEIHEN SIE IHRER SCHAM EIN GESICHT Zeichnen Sie Ihre Scham. Geben Sie Ihr eine Gestalt und gehen Sie in Zwiesprache damit. Stellen Sie der Scham folgende Fragen:

1. Wo bist du verletzt worden, dass du so präsent bist?
2. Was möchtest du mir sagen?
3. Was brauchst du für deine Heilung?

Schreiben Sie auf, was Ihnen spontan dazu in den Sinn kommt. Vielleicht klingt manches davon im ersten Moment unerklärlich, aber wahrscheinlich wird sich Ihnen die tiefere Bedeutung dieser Aussagen mit der Zeit erschließen.

FREUDE

Die Ausdruckskraft der Freude zeigt sich in Begeisterung, Frohsinn, Fröhlichkeit und Humor; Lust und Erregung sind sensorische Formen der Freude und können sich bis zur Ekstase steigern. Aber schon ein Sichwohlfühlen, ein Erstauntsein oder eine Erwartung beziehungsweise eine Erleichterung sind Aspekte der Freude. Aus der Sicht der Evolution entblößte die Mimik der Freude die Zähne und zeigte so dem Gegner, dass er keine Angst vor einem zu haben brauchte. Der Ausdruck von Freude und Glück im menschlichen Gesicht ist unmittelbar und kulturübergreifend eindeutig zu identifizieren – selbst Säuglinge erkennen Freude. Beim Lächeln und Lachen heben sich die Mundwinkel und die Zähne werden mehr oder weniger sichtbar und signalisieren „Ich tu dir nichts“. Je stärker die Freude, desto mehr ziehen sich die Ringmuskeln um die Augen zusammen, die sogenannten Krähenfüße entstehen. Die oberen Wangen werden nach oben gezogen und die Augen „blitzen“, weil sie sich mit Tränenflüssigkeit füllen. Die Pupillen erweitern sich, die Herzfrequenz nimmt zu und die Atmung verändert sich bis zu stoßartigem Luftholen beim Lachen. Verschiedene Endorphine werden ausgeschüttet, was eine Abnahme des Schmerzempfindens nach sich zieht.

Glück, das höchste der Gefühle der Freude, oder Entzücken sind eher Momentaufnahmen, daher werden sich viele Menschen eines Glücks nicht bewusst, bevor es wieder vorbei ist. Doch man kann lernen, sich Freude und Glück bewusst zu machen.

Freude hilft uns, unseren inneren Frieden zu finden. Es ist ein guter Kompass, um unsere Lebensaufgabe zu entdecken, wenn wir tun, was uns Freude bereitet. Freude mobilisiert unsere Ressourcen, gibt uns Kraft und verschafft uns Zugang zu unseren inneren Potenzialen. Freude macht uns anziehend und begehrenswert und wenn wir strahlen, dann sind wir von innen heraus schön.

Wie viele andere Gefühle, so hat aber auch die Freude eine zweite Seite: die Schadenfreude. Dabei freut man sich über einen Verlust oder einen Nachteil, der dem anderen entsteht.

Gedachte oder gewollte Freude hat die Eigenschaft, die Realität zu verdrängen und in einer Illusion zu leben. Die Einstellung des „Positive Thinking“ klingt zwar auf den ersten Blick gut, aber ein freudiger Dauerzustand verdrängt nur unliebsame negative Gefühle, die auch wahrgenommen werden wollen. Unangenehme Ereignisse werden einfach uminterpretiert, damit sie positiv erscheinen.

Im Buddhismus wird die Freude übrigens als einer der heilsamen Geisteszustände bezeichnet, die dazu führen, dass wir glücklicher sind. Und ähnlich wie Achtsamkeit kann man Freude durch Übung kultivieren. Die Wurzeln der Freude sind die Weisheit, die Liebe und die Großzügigkeit. So wie Sonnenlicht den Schnee langsam schmilzt, so ist die Freude eine wichtige Zutat dafür, dass unheilvolle Zustände vergehen. Gut zu wissen ist übrigens, das heilsame und unheilsame Geisteszustände nicht gleichzeitig präsent sein können. Wir sind, während wir uns freuen, Angst, Eifersucht, Verachtung, Geiz, Hass, Neid, Tollkühnheit und Engstirnigkeit *nicht* ausgesetzt! Durch die Praxis der Freude können wir die positiven Geisteszustände stärken. Dadurch werden die negativen Geisteszustände automatisch nach und nach abnehmen.

FREUDE ALS SPIRITUELLE PRAXIS

Freude kann man üben! Wenn Sie Ihre Aufmerksamkeit bewusst auf etwas lenken, was schön und richtig ist, fangen Sie an, bewusst ein Gefühl von Freude zu kultivieren. Yoga zeigt Ihnen, wie Sie sich mit der Freude verbinden können und wie Sie die Freude in sich steigern können. Mit Freude wird nicht nur alles leichter, wir erhöhen auch unsere Sensibilität, Bewusstheit und Wachheit und vor allem unser Selbstwertgefühl, unsere Zufriedenheit und unseren inneren Frieden. Und wir bleiben gesund an Körper, Geist und Seele: „Wenn Leute lachen, sind sie fähig zu denken", sagt der Dalai Lama.

Die Möglichkeit, eine spirituelle Praxis auszuüben, ist ein wichtiger Schlüssel auf dem Weg zu mehr innerem Frieden. Hier ist besonders die Freude hilfreich. Alles, was Sie tun müssen, ist täglich achtsam Freude zu praktizieren! Machen Sie sich dabei immer wieder Ihre eigenen Körperempfindungen, Gedanken und Gefühle bewusst. Denn erst dann, wenn Sie lernen, Ihren Blick immer wieder ganz bewusst auf Ihren eigenen Geist zu richten, werden Sie sich Ihrer eigenen Stimmungen bewusst und werden sehen, dass es gar nicht die äußeren Umstände sind, die dazu führen, dass Sie sich einsam, gelangweilt oder traurig fühlen.

ÜBUNG: VERLEIHEN SIE IHRER FREUDE EINEN AUSDRUCK Die Freude ist das, was das Leben lebenswert und so besonders macht. Sie lässt uns all die Herausforderungen des Lebens leichter ertragen. Gefühlte Freude können wir nicht genug erfahren. Sie nährt uns. Malen Sie auch Ihre Freude und geben Sie ihr eine Gestalt, vielleicht auch einen Namen. In welcher Form auch immer sie Ihnen erscheinen wird, geben Sie ihr viel Raum und gehen Sie in Zwiesprache mit ihr. Stellen Sie ihr folgende Fragen:

1. Wo in mir ist deine Quelle?
2. Was brauchst du, um leichter fließen zu können?
3. Wer hindert dich daran, dich ohne ein schlechtes Gewissen zu zeigen?
4. Was nährt dich?
5. Was möchtest du mir sagen?

Notieren Sie, was die Freude Ihnen sagen möchte. Setzen Sie den Stift nicht ab und versuchen Sie nicht, die Frage aus dem Verstand zu beantworten, sondern eher aus dem Herzen heraus. Hier sitzt die Freude gerne!

ÜBUNG: DENKEN SIE AN ETWAS SCHÖNES Nehmen Sie sich immer wieder ganz bewusst Zeit, um an etwas Angenehmes zu denken, an etwas, was Sie erfreut. Erinnern Sie sich an einen schönen Urlaub, einen Menschen, der Ihnen wichtig ist, ein gutes Gespräch oder einen besonders witzigen Film, den Sie gesehen haben.

ÜBUNG: WAS IMMER SIE TUN, TUN SIE ES MIT FREUDE Gehen Sie heute an Dinge, die Sie normalerweise nicht so gerne tun, mit Freude. Wenn Sie spülen und dazu eigentlich keine Lust haben, hören Sie gute Musik dazu oder stellen Sie sich vor, dass Sie Ganesha baden. Fassen Sie den Entschluss, dass jede dieser Erledigungen mehr Freude in Ihr Leben bringt.

ÜBUNG: TRENNEN SIE SICH VON FREUDLOSEN MENSCHEN Versuchen Sie, nach Möglichkeit so wenig Zeit wie möglich mit den Menschen zu verbringen, die Ihnen das Leben schwer machen, Ihnen schlechte Laune bereiten oder dafür sorgen, dass Sie unglücklich sind. Verbringen Sie mehr Zeit mit Menschen, die glücklich, optimistisch und entspannt sind.

GIER

Die Gier zählt im Yogasutra des Patanjali zu den kleshas und ist somit eine besonders starke Kraft. Gier kann nach allem Möglichen greifen: Liebe, Macht, Geld, Essen (Sucht), Alkohol, Zigaretten, Rausch nach der Droge. Die Gier verlangt nach unmittelbarer Befriedigung und möchte eine sofortige Wunscherfüllung. Die Gier hat die Eigenschaft, dass es ihr nie reicht. Es ist nie genug und man will immer mehr, solange, bis die Gier zur Sucht wird. Wer gierig ist, kann den Augenblick nicht genießen, ist nicht im Hier und Jetzt und hat nie genug mit dem, was gerade da ist. Gier verbirgt oft das Gefühl von innerer Leere. Gier und Neid werden oft miteinander verbunden erlebt.

Patanjali hat erkannt, dass Gier eine zutiefst menschliche Kraft ist, die jeder in sich trägt. Positiv gesehen ist sie ein archaischer Wunsch, eine elementare Kraft, aus der alle Leidenschaften und jedes Begehren hervorgehen. Negativ betrachtet ist sie eine Energie, die unserem Geist die Ruhe nimmt.

Untersuchungen haben gezeigt, dass viele Menschen eine große Sehnsucht nach Liebe und Erfüllung haben, aber unfähig sind, ihre echten Wünsche konkret zu formulieren. Findet das unbewusste und ungeformte Verlangen keine Erfüllung, sucht es sich ein Ventil und das ist die Gier. In der Gier zeigt sich der tiefe Wunsch, sich zu verbinden, zu verschmelzen, grenzenlos zu sein.

Im Märchen von des Fischers Frau wird die Gier sehr plastisch beschrieben: Sie will immer mehr und mehr. So zerstört sie am Ende alles, was sie schon erreicht oder bekommen hatte, als sie sich vom Wunderbutt wünscht, sie möchte nun zu Gott werden. Eine inspirierende Form der Gier ist die Neugierde, vorausgesetzt, sie sorgt nicht dafür, dass wir nur konsumieren, sondern wirklich in die Tiefe gehen.

Im Yoga wird Gier gerne als ein Hindernis bei der Meditation bezeichnet, weil sie unseren Geist zerstreut und ihn davon ablenkt, zur Ruhe zu kommen. Swami Sivananda sagt zur Gier: „An erster Stelle steht die Begierde *(kama)*, gefolgt vom Zorn *(krodha)* und danach kommt die Gier gefolgt von der Täuschung. Die Begierde hingegen ist die mächtigste Form der Gier.“ Auch im Buddhismus wird die Gier als eine der stärksten Kräfte beziehungsweise Grundübel gesehen, die uns von der Erleuchtung abhalten. Es heißt, dass wir unser Leben lang zwischen Gier und Ablehnung hin- und hergeworfen sind. Gier muss sich nicht immer auf materielle Dinge richten, sondern wir können auch gierig auf spirituelles Wissen sein und dann Yoga zum Beispiel nur noch konsumieren und von einem Retreat zum nächsten fahren.

GIER ALS SPIRITUELLE PRAXIS

Die Gier sorgt dafür, dass wir uns fühlen wie der buddhistische Hungergeist, der niemals satt wird. Getrieben vom „Haben wollen“ und dem Gefühl, dass es nie genug ist, verfolgt uns die Gier und schadet uns und auch anderen.

ÜBUNG: VERLEIHEN SIE IHRER GIER EINEN AUSDRUCK Zeichnen Sie Ihre Gier oder töpfern Sie eine Gestalt, die Ihrer Gier gleicht. Vielleicht zeigt sich ein Dämon, ein Wesen oder ein Symbol, vielleicht in Form eines Hungergeistes. Was immer sich Ihnen zeigt, gehen Sie in Zwiesprache damit. Stellen Sie Ihrer Gier folgende Fragen:

1. Warum wirst du nicht satt?
2. Was brauchst du?
3. Was kann ich tun, damit mein Leben mit dir leichter wird?
4. Was möchtest du mir sagen?

ÜBUNG: DIE LEERE DA SEIN LASSEN

1. Suchen Sie sich einen Ort, an dem Sie ganz alleine und ungestört sind.
2. Entspannen Sie sich und konzentrieren Sie sich zuerst auf Ihren Atem. Atmen Sie bewusst ein und aus.
3. Öffnen Sie sich für das Gefühl der Leere am Ende der Einatmung und am Ende der Ausatmung. Lassen Sie dieses Gefühl der Leere ganz zu.
4. Lassen Sie sich vollkommen auf die Leere und die Stille ein und stellen Sie sich folgende Fragen immer wieder und beantworten Sie diese aus Ihrem Herzen heraus. Was brauche ich wirklich, um glücklich zu sein in meinem Leben? Wenn ich alles hätte, wirklich alles, was würde ich mir dann wünschen? Was bräuchte ich noch in meinem Leben, um glücklich zu sein und inneren Frieden zu finden? Lassen Sie sich einen Moment Zeit, vielleicht können Sie Ihre innere Stimme hören, die mit Ihnen kommuniziert.

ÜBUNG: GEBEN UND NEHMEN

1. Nehmen Sie sich einmal einen ganzen Tag vor, weniger zu nehmen, als Sie normal nehmen würden.
2. Nehmen Sie sich einmal einen ganzen Tag vor, mehr zu geben, als Sie normal geben würden, erwarten Sie dabei kein Danke, keine Aufmerksamkeit, keine Anerkennung.
3. Lassen Sie jeweils am Abend Ihren Tag, Ihre Erlebnisse, Ihre Gedanken, Ihre Gefühle, Ihre Empfindungen Revue passieren. Was haben Sie erfahren, während Sie verzichtet haben, und was haben Sie erlebt, als Sie gegeben haben?

GLÜCK

Es gibt vier verschiedene Arten von Glück. Die erste wird ausgelöst durch Sinneskontakte. Die meisten Menschen sehnen sich nach dieser Form des Glücks und sind zufrieden, wenn sie dieses Glück erfahren. Die zweite Form des Glücks ist das göttliche Glück. Dies wird von Menschen erfahren, die die vier göttlichen Verweilzustände entwickelt haben, die im Buddhismus als die vier noblen Tugenden bezeichnet werden: liebende Güte, Mitgefühl, Mitfreude und Gleichmut. Dieser Zustand wird gerne mit dem Himmel auf Erden verglichen. Als dritte Form des Glücks bezeichnet man das Glück der Sammlung, das man in der Meditation erfahren kann. Das größte Glück aber wird als das Glück der Einsicht in das reine Bewusstsein oder in die Göttlichkeit bezeichnet und ist unwiderruflich, weil es auf die Buddhanatur oder Sat-Chid-Ananada, unser reines Wesen, gerichtet ist. So werden die Fragen nach unserer Vergänglichkeit, der Unerfüllbarkeit unserer Wünsche und der Vorstellung eines Selbst durchschaut und aufgehoben.

Auch der Yoga weiß, dass wir nur temporär glücklich sind, wenn wir das Glück über unsere Sinne erfahren. Deshalb legt er großen Wert darauf, das Glück in uns selbst zu finden. Er weiß, dass es sinnlos ist, sich an Glück zu klammern, dass uns durch andere Menschen oder materiellen Wohlstand erfüllt wird. Er weiß auch um die Vergänglichkeit von all dem, was uns momentweise, tageweise oder längerfristig scheinbar glücklich macht. Dieses Wissen bestätigen auch neuere Untersuchungen, die ergeben haben, dass Glück und Geld nur bis zu einem gewissen Grad miteinander zu tun haben. Geld macht nur solange glücklich, bis die Grundbedürfnisse gedeckt sind. Andere Forschungen haben gezeigt, dass die meisten reichen Menschen nur dann glücklich sind, wenn sie deutlich mehr besitzen als ihre Nachbarn. Auch scheint man sich an Reichtum schnell zu gewöhnen, sodass er langfristig nicht wirklich einen Weg zum wahren Glück bahnt. Wieder andere Untersuchungen zeigen auf, dass deutsche Jugendliche – etwa im Vergleich zu griechischen Gleichaltrigen – immer unglücklicher werden. Den deutschen Kindern geht es zwar materiell besser, aber sie sind auch isolierter. Auch wenn sie scheinbar mehr „Freunde" haben. Aber tatsächlich fehlen ihnen ein reales, stabiles soziales Netzwerk und menschliche Nähe.

Um aus uns selbst heraus glücklich zu werden, vermittelt der Yoga viele Übungen und Meditationen, die wir ohne großen Aufwand durchführen können. Diese Übungen unterstützen uns darin, ein Gefühl von Selbstwert, Resilienz, Wohlbefinden, Einsicht und innerem Frieden zu entwickeln und damit einhergehend das Gefühl, bedingungslos glücklich zu sein. Es sind oft kurze Übungen, die wir in ihrer Wirksamkeit auf den ersten Blick vielleicht unterschätzen. Aber die erfahrungsabhängige Neuroplastizität sorgt dafür, dass solche Übungen nach und nach unser Gehirn verbessern und uns helfen stabiler, entspannter und glücklicher zu werden.

Sind wir glücklich, nehmen wir dieses Gefühl im ganzen Körper wahr. Bis in die Fuß- und Fingerspitzen wurden bei Versuchsteilnehmern veränderte Körperfunktionen wahrgenommen. Die Ausschüttung von Glückshormonen, die den Körper durchströmen, werden wie ein wohliges, sanftes Kribbeln wahrgenommen, das den ganzen Körper erfüllt. Besonders intensiv macht sich dieses Gefühl im Kopf- und Brustbereich bemerkbar.

GLÜCK ALS SPIRITUELLE PRAXIS

Die Grundlage für unser Glück sind wir selbst! Je häufiger wir dafür sorgen, dass wir glücklich sind – und das können wir trainieren –, desto tiefer kann sich diese Kraft in uns verwurzeln. Alles, was wir dazu brauchen, sind unser Gehirn und unser Geist! Wenn wir diese beiden zusammen nutzen, werden wir inneres Glück erfahren. Und das kann uns im Gegensatz zu äußerem Wohlstand niemand nehmen!

Machen Sie sich auch immer wieder bewusst, dass unser Gehirn von Natur aus eine Vorliebe für negative Erfahrungen hat. Dies war früher für unser Überleben wichtig. Denn in unserem Gehirn entwickelten sich neuronale Netzwerke, die ständig nach Bedrohungen, Verlusten und Verletzungen durch unsere Umgebung suchen und diese abspeichern, allein deshalb, um sich sehr schnell und sehr genau daran erinnern und unmittelbar darauf reagieren zu können.

Die Achtsamkeit kann Ihnen hier sehr hilfreich zur Seite stehen. Durch sie können Sie bemerken, worauf Sie den Fokus richten. Vielleicht werden Sie dann sogar feststellen, dass Sie sich innerlich unbewusst dagegen wehren, angenehme Erfahrungen zu machen. Oftmals schießt uns der Gedanke durch den Kopf, dass wir es ja gar nicht verdient haben, glücklich zu sein. Sobald Sie bemerken, dass es Ihnen schwerfällt, Momente, in denen Sie das Glück durchströmt, anzunehmen, sollten Sie sich wieder der schönen Erfahrung zuwenden und versuchen, sie mit all Ihren Sinnen wahrzunehmen und Ihren Geist damit zu erfüllen.

Neue Pfade erkunden

Die Neurowissenschaft hat festgestellt, dass unsere früheren Reaktionen auf eine Situation auf der Oberfläche unserer Gehirnzellen regelrecht eingraviert sind und gewissermaßen Neuronenpfade bilden. Das führt dazu, dass wir auf neue Situationen zunächst genauso verärgert, traurig, wütend oder ängstlich reagieren wie auf bekannte Ereignisse. Darum braucht es viel Aufmerksamkeit, um nicht wieder in die gleiche alte neuronale Rille zu rutschen. Wenn wir es aber wirklich wollen, ist eine Änderung auch möglich.

ÜBUNG: SEIEN SIE ACHTSAM UND SAMMELN SIE GLÜCKSMOMENTE Achten Sie im Verlauf eines Tages immer wieder darauf, wann Ihnen etwas Schönes passiert und Sie dadurch von einem Glücksgefühl berührt werden. Sobald Sie glücklich sind, lassen Sie dieses Gefühl durch Ihren ganzen Körper fließen. Atmen Sie es tief ein, bis Ihr ganzes Selbst darin getränkt ist. Erinnern Sie sich vor dem Schlafengehen wieder daran, wie genau sich dieser Moment des Glücks angefühlt hat. Das vertieft die Erfahrung.

ÜBUNG: ÖFFNEN SIE SICH FÜR IHR GLÜCK Lächeln Sie ganz bewusst und signalisieren Sie Ihrem Körper dadurch, dass es Ihnen gut geht. Alleine dieses Signal an Ihr Gehirn macht es Ihnen leicht, sich für das Glück zu öffnen. Sagen Sie sich anschließend immer wieder mit einem Lächeln auf den Lippen: „Ich bin glücklich!" oder „Ich bin glücklich und habe es auch verdient, glücklich zu sein!" Wiederholen Sie den Satz immer wieder. Es ist der erste Schritt, tiefes Glück zu kultivieren – unabhängig davon, was im Außen passiert.

ÜBUNG: NENNEN SIE IHR GLÜCK BEIM NAMEN Gravieren Sie Ihr Glück in Ihr Gehirn ein! Dies klingt zwar lächerlich, aber das Gehirn speichert diese Erfahrungen. Kultivieren Sie es deshalb so häufig wie eben möglich. Bevor Sie einschlafen, sollten Sie sich an mindestens zehn Dinge erinnern, die Sie im Verlauf des Tages glücklich gemacht haben: ein funktionierendes Auto, ein geliebter Mensch, ein köstlicher Cappuccino. Verweilen Sie bei jeder Erfahrung und stellen Sie sich vor, dass sich das Glück in jeder Zelle Ihres Körpers verankert.

ÜBUNG: MACHEN SIE EINEN ANDEREN MENSCHEN GLÜCKLICH Der Yoga weiß, dass Glück und Hilfsbereitschaft beziehungsweise Altruismus in engem Zusammenhang stehen. Die Menschen, die am selbstlosesten sind und Karmayoga praktizieren, sind auch gleichzeitig sehr glücklich. Umgekehrt weiß man, dass Selbstbezogenheit und Egoismus der Hauptgrund für unser Leid sind. Im Gegensatz dazu ist altruistisches Verhalten die wichtigste Voraussetzung für wahres Glück. Es heißt sogar, dass die Freude an einer Tat, die Ausdruck von uneigennütziger Güte ist, bei demjenigen, der gibt, ein tiefes Gefühl von Zufriedenheit und Glück hinterlässt. Der Dalai Lama sagt sogar, dass wir das größte Glück erfahren, wenn wir ohne Erwartung einer Gegenleistung geben und nicht im Gegenzug Liebe oder Zuneigung fordern. Deshalb ist es eine sehr wirkungsvolle Übung, einen anderen Menschen glücklich zu machen. Vielleicht sogar anonym. Spendieren Sie einem Menschen in der Schlange an der Kinokasse die Eintrittskarte, ohne dass Sie sich zeigen. Machen Sie Komplimente oder erfreuen Sie andere Menschen durch ein Lächeln oder eine kleine Aufmerksamkeit. Achten Sie darauf, wie Ihr Geist darauf reagiert, wenn Sie bedingungs- und absichtslos geben. Probieren Sie es aus. Und erfreuen Sie sich daran, dass Sie einen anderen Menschen glücklich gemacht haben.

LIEBE

Liebe zeigt sich in vielen Facetten und jeder von uns kennt das Glück und den Schmerz, die die Liebe mit sich bringt. Die Fähigkeit zu lieben ist uns angeboren. Wenn Kinder auf die Welt kommen, sind sie offen für alles, was ihnen begegnet, und in der Lage, bedingungslos zu lieben. Allerdings können wir die Fähigkeit zu lieben verlieren – je nachdem, was uns passiert und welche Erfahrungen wir diesbezüglich mit anderen Menschen machen. Je tiefer wir verletzt wurden, desto schwerer wird es uns fallen, uns wieder für die Liebe zu öffnen. Dann brauchen wir Hilfe von erfahrenen Menschen, die uns zeigen, wie wir unser Herz wieder für die Liebe öffnen können.

Die Liebe ist überall, sie kennt keine Grenzen. Liebe ist göttliche Essenz und spielt deshalb in allen spirituellen Traditionen eine tragende Rolle. Sie ist äußerst kraftvoll und kann Berge versetzen. Sie öffnet uns die Augen für das, was wirklich wichtig ist und bringt uns zur Wahrheit. Mit den Augen der Liebe können wir hinter alle Prägungen und Muster schauen, ohne uns dafür zu verurteilen. Wahre Liebe lebt vom Geben. Geteilte Liebe ist doppelte Liebe. Sie ist eine der höchsten Schwingungen und kann uns tiefe Wertschätzung verleihen. Selbstliebe, Nächstenliebe und Gottesliebe hängen eng zusammen. Liebe bringt uns in positive Schwingungen wie Vertrauen, Geborgenheit, Freude und Akzeptanz dessen, was ist.

Liebe ist das, was man daraus macht, Liebe ist ein wichtiger Bestandteil des Lebens, denn:

Glauben ohne Liebe macht fanatisch.
Ordnung ohne Liebe macht kleinlich.
Gerechtigkeit ohne Liebe macht rücksichtslos.
Ein Leben ohne Liebe macht hart.

Die Liebe beflügelt die Belohnungszentren und hemmt gleichzeitig jene Areale im Kopf, die mit Flucht und Angst zusammenhängen. Hormone sind wie Treibstoff für die Liebe. Und weil alle Regelkreise im menschlichen Körper hormonell miteinander verbunden sind, ist Liebe beinahe im ganzen Körper spürbar. Nur die Waden und Füße bleiben fast unberührt davon. Besonders wichtig ist natürlich die Selbstliebe, denn sie hilft uns, uns als Ganzes zu sehen und uns als Ganzes zu lieben. Mit all unseren Licht- und Schattenseiten.

Das Wort „Liebe“ wird heute sehr oberflächlich benutzt. Wir sagen: „Ich liebe Schokolade“ oder „Ich liebe die Farbe Grün“. Doch was hat dies mit der wahren Liebe zu tun? Bei dem Begriff „Liebe“ denken die meisten von uns wahrscheinlich zuerst an ein Liebespaar. Doch zeigt sich die wahre Liebe tatsächlich nur in der romantischen Liebe? Verwechseln wir die „wahre Liebe“ nicht mit einer bestimmten Sehnsucht oder Vorstellung von etwas? Wir sprechen von zwei Menschen, die sich lieben, die scheinbar den „perfekten“ Partner gefunden haben. Aber: Was ist schon perfekt? Und löst nicht gerade das Streben nach Perfektion oft Stress in uns aus?

Die Liebe uns selbst gegenüber machen wir oft von unseren Beziehungen abhängig und fühlen die Selbstliebe nur dann, wenn uns jemand liebt. Wir zweifeln, kritisieren und kontrollieren uns, wenn uns keine Liebe geschenkt wird. Wir haben uns selbst und unsere eigene Meinung verloren – und suchen nun beim Partner nach dem, was uns selbst fehlt. Wir haben Angst, den anderen zu verlieren, da wir fälschlicherweise der Meinung sind, nur er wäre für unseren inneren Frieden verantwortlich. Wir suchen sehnsüchtig nach einer falsch verstandenen Liebe. Wir lassen uns von der Sucht nach Bestätigung und Aufmerksamkeit täuschen und verlieren dadurch immer mehr den Zugang zu unserem wahren Wesenskern.

Fühlen wir diesen besonderen Glanz, dieses warme Gefühl, diese Geborgenheit und Nähe, wenn wir das Wort „Liebe“ benutzen? Die Liebe einer Mutter zu ihrem Kind ist wohl das beste Beispiel für reine und bedingungslose Liebe. Das ist wahre Seelenliebe, das Gefühl, das Lächeln und die Wärme, mit der die Mutter ihr Kind nährt. Nichts ist wahrhaftiger als die Schwingungen der bedingungslosen Liebe, völlig frei von Erwartungen. Sie entsteht aus dem reinen Gefühl des Moments und durch die liebevolle Energie unseres Herzens.

Auf diese Weise haben wir die Möglichkeit, mit der wahren göttlichen Liebe in Resonanz zu gehen. Sofern es uns gelingt, mit uns selbst ins Reine zu kommen, ist diese Liebe in allem sichtbar und fühlbar. Ein Sonnenuntergang, eine schöne Landschaft oder ein Kind, das voller Glück lächelt. All das kann das Gefühl der tiefen Liebe in uns entfachen.

ECHTE UND AUFRICHTIGE LIEBE

Liebe findet nicht im Kopf statt. Liebe kann man nicht denken. Liebe ist weit mehr als einfach nur ein positives Gefühl. Es ist ein hoch schwingender Bewusstseinszustand. Liebe ist überall. Es ist ein Zustand der inneren Vertiefung, in dem der Liebende sich auf das Geliebte vollkommen einlässt. Es ist ein wertfreier Seinszustand, ohne sich dabei selbst aufzugeben, ohne Bedingungen, ohne Erwartungen und ohne Hoffnungen. Ein Zustand, der nicht nur an den Partner, Kinder, Eltern, Freunde oder den Beruf geknüpft werden kann.

Wahre göttliche Liebe ist die Akzeptanz für alles, was IST. Die Liebe ist nicht nur an das Positive geknüpft. Liebe steckt in allem. Und alles um uns herum ist vollkommen, genau so, wie es ist. So wie Yin und Yang eine Einheit bilden, so besteht ein Ganzes immer aus zwei Teilen. Die wahre Liebe ist wertneutral, sie bezieht sich nicht nur auf einen dieser beiden Pole, sondern umfasst das Ganze.

Die Liebe ist das Grundprinzip allen Lebens. Um zu lieben, ist es wichtig zu verstehen, warum bestimmte Dinge in meinem Leben passiert sind. Die wahre Liebe und die Akzeptanz für all das, was IST, lassen uns die Situation neutral betrachten und den wahren Sinn dahinter erkennen. Dabei geht es nicht nur darum, alles zu akzeptieren, sondern unser Bewusstsein zu öffnen, um die tiefere Botschaft zu erforschen. Je mehr wir das Gefühl im Herzen wieder wahrnehmen, je mehr wir still und ruhig werden, desto besser können wir auch mit unserem wahren Wesen in Kontakt treten. Unsere Herzensstimme wird uns klar mitteilen, welche Sehnsüchte tatsächlich in uns liegen, was uns echte Freude bereitet und was wir wirklich „lieben".

LIEBE ALS SPIRITUELLE PRAXIS

Neuropsychologen wie Rick Hanson werden nicht müde, darauf hinzuweisen, was für ein enorm großes Potenzial wir besitzen, weil wir in der Lage sind, bewusst Entscheidungen zu fällen. Dadurch sind auch Sie in der Lage, Ihren Geist und Ihr Gehirn ganz neu auszurichten und Liebe zu erfahren. Allerdings braucht dies eine bewusste Entscheidung, weil der Geist evolutionsgeschichtlich die Tendenz hat, auf das Negative zu fokussieren, um das eigene Überleben zu sichern.

ÜBUNG: WIE SIEHT IHRE LIEBE AUS? Wohl kaum ein Gefühl wird von so vielen Klischees genährt wie die Liebe: Herz, Rosen etc. sind typische Symbole für die Liebe. Aber wie sieht Ihr ganz persönlicher Ausdruck der Liebe aus? Nehmen Sie sich Zeit dafür. Kontemplieren Sie in Ruhe und lassen Sie das Gefühl der Liebe tief in sich hineinsinken, bevor Sie Ihrer Liebe einen Ausdruck verleihen. Fragen Sie Ihr Herz, dort wohnt die menschliche Liebe. Fragen Sie Ihr Sein. Dort ist die göttliche Liebe beheimatet.

1. Was möchtest du mir sagen?
2. Was brauchst du von mir, damit du in Gänze zum Erblühen kommen kannst?
3. Was ist dein Wunsch an mich?

Schreiben Sie auf, was Ihnen spontan dazu in den Sinn kommt. Auch wenn manches davon zunächst vielleicht unerklärlich klingen mag, vertrauen Sie darauf, dass sich Ihnen die tiefere Bedeutung dieser Aussagen nach und nach erschließen wird.

ÜBUNG: WAS WÜRDE DIE LIEBE SAGEN? Im Verlauf eines Tages spielen wir die unterschiedlichsten Rollen. Mal sind wir Ehefrau, mal Yogalehrerin, mal Schülerin, Mutter, Freundin oder Kollegin. Wenn wir in eine Situation kommen, in der Probleme auftauchen oder die uns triggert, vergessen wir, die Wahrheit zu sehen beziehungsweise die Situation aus der Sicht der Liebe zu betrachten, weil wir uns eben in einer Rolle befinden. In dem Moment, in dem wir uns nicht mehr vollkommen mit unserer Rolle identifizieren, fällt ein Umgang mit den Schwierigkeiten leichter und wir können die Situation auch mit mehr Liebe betrachten.

Folgende Fragen können Ihnen dabei helfen, die Situation mit mehr Distanz zu betrachten.

1. Welcher Teil von mir nimmt diese Situation so wahr?
2. Wer bin ich, wenn ich das so sehe?
3. Wie verändert sich die Situation, wenn ich sie aus der Rolle des Inneren Beobachters sehe?
4. Wie würde die Liebe diese Situation sehen?

ÜBUNG: SAMMELN SIE MOMENTE DER LIEBE Achten Sie im Verlauf eines Tages immer wieder darauf, wann Ihnen die Liebe begegnet ist. Hat ein Mensch, den Sie lieben, Sie berührt, geküsst oder gestreichelt? Lassen Sie das Gefühl der Liebe, das durch diese Begegnung ausgelöst worden ist, noch einmal in sich wach werden. Genießen Sie dieses Gefühl! Erfüllen Sie jede Zelle Ihres Körpers mit der Liebe. Atmen Sie die Liebe noch einmal ganz bewusst tief ein. Erinnern Sie sich vor dem Schlafengehen wieder daran, wie genau sich dieser Moment der Liebe angefühlt hat. Das vertieft die Erfahrung.

Sollten Sie momentan nicht in einer Liebesbeziehung sein, dann rufen Sie eine Beziehung aus der Vergangenheit ab. Vielleicht ist es aber auch ein Tier, das Sie besonders lieben. Dann erfüllen Sie sich mit der Liebe, die Sie für dieses Wesen empfinden.

ÜBUNG: ÖFFNEN SIE SICH FÜR DIE LIEBE Öffnen Sie ganz bewusst Ihr Herz und signalisieren Sie ihm, dass Sie bereit sind, die Liebe hineinzulassen. Alleine dieses Signal an Ihr Gehirn macht es Ihnen leicht, sich für die Liebe zu öffnen. Sagen Sie sich anschließend immer wieder: „Ich liebe!“ oder „Ich bin bedingungslose Liebe!“ Wiederholen Sie den Satz immer wieder. Das hilft Ihnen weiter auf dem Weg zum Erleben wahrer, bedingungsloser Liebe – ganz egal, was im Außen geschieht.

ÜBUNG: ERKENNEN SIE DIE LIEBE IN ALLEM Achten Sie immer wieder ganz bewusst auf die guten Dinge in Ihrem Leben. Erfreuen Sie sich besonders an den liebevollen Gesten Ihrer Mitmenschen und den erfüllenden Momenten in der Natur. Öffnen Sie Ihr Herz dafür. Dann werden Sie nach und nach glücklicher und sind mehr im Frieden mit der Welt und mit sich selbst.

MITGEFÜHL

Mitgefühl spielt in den spirituellen Traditionen eine wesentliche Rolle und wird in letzter Zeit auch von der westlichen Wissenschaft genau unter die Lupe genommen. Buddha sieht im Mitgefühl einen der „Vier himmlischen Verweilzustände". Diese sind liebende Güte, Mitgefühl, Mitfreude und Gleichmut. Für Buddha war die liebevolle Güte ein gutes Mittel gegen Angst, weil sich durch die Meditation der liebenden Güte Ängste auflösen. Das hängt damit zusammen, dass sich dadurch das Herz für die Welt öffnet und diese als gütig ansieht. Wer Mitgefühl hat, kann das eigene Leiden und das der anderen Menschen mit mehr Liebe und Verständnis betrachten. Mitfühlende Freude hilft uns zu erkennen, dass Glück nicht begrenzt ist. Wenn wir uns mehr für andere und am Glück anderer freuen, werden wir von Engstirnigkeit und Groll befreit. Der Gleichmut, der dadurch entwickelt wird, hilft uns dabei, uns mehr von unseren Gefühlen zu distanzieren und uns nicht immer vollkommen von ihnen übermannen zu lassen. In dem Moment, in dem wir unser Herz für andere Menschen öffnen, erkennen wir, dass wir nicht wirklich getrennt sind von anderen.

Mitgefühl ist übrigens in jedem Menschen angelegt. Wir haben es nur verlernt. Aber Studien haben gezeigt, dass Kinder bereits mit knapp einem Jahr besorgt sind, wenn Menschen leiden. Der unmittelbare Impuls der Kinder ist der, dass sie den leidenden Menschen trösten möchten und ihn von seinem Leid befreien wollen. Dieses Verhalten hängt mit den sogenannten Spiegelneuronen zusammen, die jeder Mensch besitzt. Spiegelneuronen folgen mechanisch dem Prinzip der Empathie: Ich fühle dich in mir. Studien haben dies belegt: Wenn man selbst mit einer Nadel in den Finger gestochen wird oder mit ansieht, wie ein anderer gestochen wird, zucken wir jedes Mal zusammen. Schlägt jemand sich den Kopf an, zucken wir zusammen, weil wir wissen, wie sich dieser Schmerz anfühlt. Und natürlich können wir Mitgefühl ganz bewusst kultivieren, um unseren Geist von Härte und Grausamkeit zu befreien.

Mitgefühl, Empathie und Mitleid

Mitgefühl und Empathie werden häufig als Synonym verwendet, aber es gibt einen Unterschied zwischen ihnen. Mitgefühl ist die Fähigkeit, sich in einen anderen Menschen hineinfühlen zu können, verbunden mit dem daraus resultierenden Wunsch, etwas Heilsames zu bewirken. Beim Mitgefühl geht es immer auch um Akzeptanz von Leiden – unser eigenes und das anderer Menschen. Und genau hier ist die Grenze zur Empathie. Empathie bedeutet ebenfalls, sich in einen anderen hineinfühlen zu können. Allerdings kann man diese Fähigkeit auch ausnutzen, um dem anderen Schaden zuzufügen. Geschickte Vertreter, versierte Versicherungsmakler oder Bänker zum Beispiel besitzen häufig die Fähigkeit zur Empathie, fühlen sich in ihre Kunden ein und drehen ihnen dadurch aber auch häufig Verträge oder Dinge an, die gar nicht unbedingt im Interesse des Käufers sind. Somit kann Empathie in eine heilsame oder in eine weniger heilsame Richtung gehen. Mitgefühl ist immer auf Heilung ausgerichtet und möchte für mich oder andere Gutes bewirken. Wenn wir mitfühlen, lassen wir uns auf der anderen Seite aber auch nicht ins Leid des anderen hineinziehen, das ist der große Unterschied zum Mitleid.

MITGEFÜHL ALS SPIRITUELLE PRAXIS

Die neurobiologischen Forschungen haben gezeigt, dass diese Fähigkeit dem Menschen sogar angeboren ist, wir sie aber kultivieren müssen, damit sie sich entfalten kann.

ÜBUNG: WELCHE FARBE HAT IHR MITGEFÜHL? Welche Farbe würden Sie dem Mitgefühl geben? Ein warmer Rotton vielleicht? Geben Sie Ihrem Mitgefühl eine Farbe und tragen Sie ihn besonders an solchen Tagen, an denen Sie sich damit schwertun, für sich selbst und andere Mitgefühl zu empfinden. Welchen Duft hat Ihr Mitgefühl? Suchen Sie sich ein Duftöl aus, dass in Ihnen Mitgefühl auslöst. Verwenden Sie ihn häufig, entweder als Parfum oder als Duftlampe und lassen Sie Ihr Herz davon berühren.

ÜBUNG: GEBEN SIE IHREM MITGEFÜHL EINEN AUSDRUCK Zeichnen Sie Ihr Mitgefühl oder töpfern Sie etwas, was für Sie als Symbol für Mitgefühl steht. Was immer sich Ihnen als Symbol zeigt, gehen Sie in Zwiesprache damit. Stellen Sie Ihrem Mitgefühl folgende Fragen:

1. Kannst du dich in mir vollkommen entfalten?
2. Was brauchst du von mir?
3. Wie oft möchtest du, dass ich mich dir zuwende?

ÜBUNG: METTA-MEDITATION Ihren Ursprung hat die Metta-Meditation im Buddhismus und bildet einen wesentlichen Bestandteil buddhistischer Meditationspraxis.

1. Finden Sie einen ruhigen Platz und setzen Sie sich in eine bequeme Position. Vielleicht möchten Sie diese Meditation vor einem kleinen Altar machen. Entspannen Sie sich. Es gibt in diesem Moment nichts anderes zu tun, als Mitgefühl für sich selbst und andere zu haben.
2. Öffnen Sie jetzt Ihr Herz und richten Sie Ihre Aufmerksamkeit auf sich selbst. Schauen Sie über das hinaus, von dem Sie glauben, dass Sie es mögen. Wenden Sie sich dem menschlichen Wesen zu, das Schmerz und Leid fühlen kann, und wünschen Sie sich selbst etwas Gutes. Wiederholen Sie dabei stetig die Sätze:

   Möge ich glücklich sein.

   Möge ich gesund sein.

   Möge ich sicher sein.
3. Weiten Sie jetzt Ihr Bewusstsein aus und richten Sie Ihre Aufmerksamkeit auf den Menschen, den Sie lieben. Wenden Sie sich dem menschlichen Wesen zu, das lebendig ist und leidet wie Sie selbst es tun. Wünschen Sie ihm/ihr Gutes, während Sie die folgenden Sätze mehrere Male wiederholen:

   Mögest du glücklich sein.

   Mögest du gesund sein.

   Mögest du sicher sein.
4. Dehnen Sie jetzt Ihr Mitgefühl auf die Natur aus: Pflanzen, Bäume, Insekten und Tiere. Wie Sie selbst, so wollen auch die nicht leiden. Öffnen Sie Ihr Herz und wünschen Sie ihnen Gutes, indem Sie diese Sätze wiederholen:

   Möget ihr glücklich sein.

   Möget ihr gesund sein.

   Möget ihr sicher sein.
5. Öffnen Sie jetzt Ihr Herz für die Menschen, die Sie mögen. Familienmitglieder, Freunde etc. Schauen Sie über das hinaus, was Sie an ihnen mögen, und wenden Sie sich den menschlichen Wesen zu, die atmen und Schmerzen empfinden können. Wünschen Sie ihnen alles Gute, indem Sie diese Sätze wiederholen:

   Möget ihr glücklich sein.

   Möget ihr gesund sein.

   Möget ihr sicher sein.
6. Dehnen Sie Ihr Bewusstsein auf die Menschen aus, denen gegenüber Sie sich neutral fühlen: eine Ladenbesitzerin, ein Busschaffner, eine Nachbarin. Auch sie haben eine Geschichte, die sehr real für sie ist. Auch sie lieben und leiden. Wenden Sie sich Ihnen nun der Reihe nach zu und wünschen Sie ihnen alles Gute, indem Sie die mitfühlenden Sätze wiederholen:

Mögest du glücklich sein.

Mögest du gesund sein.

Mögest du sicher sein.

7. Bringen Sie nun Ihr Mitgefühl den Menschen entgegen, mit denen Sie Schwierigkeiten haben. Schauen Sie über das, was Sie an ihnen nicht mögen, hinaus und wenden Sie sich dem menschlichen Wesen zu, das genau wie Sie leidet, wenn es Schmerzen hat. Wünschen Sie ihm Gutes und wiederholen im Stillen die Sätze.

   Mögest du glücklich sein.

   Mögest du gesund sein.

   Mögest du sicher sein.

8. Weiten Sie nun schließlich Ihr Bewusstsein noch einmal und öffnen Sie Ihr Herz und Ihre Fürsorge für alle Menschen:

   Mögen alle Wesen glücklich sein.

   Mögen alle Wesen gesund sein.

   Mögen alle Wesen sicher sein.

MUT

Unter Mut versteht man die Fähigkeit, etwas Unbekanntem ins Auge zu schauen oder sich einer Sache beziehungsweise Person zu stellen, vor der man Angst hat. Mut ist die Triebfeder für spirituelles Wachstum. Er unterstützt uns darin, uns selbst zu erkennen und die Anteile von uns zu erforschen, vor denen wir eigentlich Angst haben. In Verbindung mit Besonnenheit, Vorsicht, Liebe und Neugierde kann er viel bewirken. Auch der Yoga weiß um den Mut. Im Sanskrit gibt es gleich mehrere Begriffe dafür. *Parakrama* wird mit Mut und Stärke übersetzt. *Abhaya* bedeutet Furchtlosigkeit und wird in der Bhagavad Gita, eine der wichtigsten heiligen Schriften des Yoga gleich mehrmals erwähnt. Krishna ermutigt seinen Schüler Arjuna an verschiedenen Stellen der Bhagavad Gita, Mut zu beweisen und sich mutig seinem *dharma,* seinen Aufgaben zu stellen.

Wer mutig ist, springt über seinen Schatten und geht Risiken ein, um für sich selbst und seine eigenen Bedürfnisse einzustehen. Wer mutig ist, befreit sich aus alten Mustern, um so die Möglichkeit zu gewinnen, Neues zu erfahren und einen Schritt in die eigene Freiheit zu gehen. Zum Thema möchte ich die berührenden Worte von Heinz Körner wiedergeben. Sie sollen Ihnen Mut machen, Mut für Veränderung, Mut, neue Wege zu gehen, Mut, Neues zu erfahren, Mut, Sie selbst zu sein: „Tief im Inneren spürt jeder die Möglichkeit, den Sumpf zu verlassen und an der Sonne zu leben. Doch die Angst vor der Sonne, vor der eigenen Freiheit, ja die Angst vor den eigenen Möglichkeiten lässt uns in unserer gewohnten Umgebung verharren. Sie lässt uns den Gestank und die Unbeweglichkeit, die Dunkelheit und den Morast als annehmbar hinnehmen. Und dabei versinkt Tag für Tag ein Stück mehr in diesem Sumpf, mit jedem Tag, den einer darin verbringt, wird es noch schwerer, ihn zu verlassen. Ja, und so beschäftigt sich jeder damit, wie man am besten den Gestank vertreibt, wie man den schleimigen und dreckigen Morast am besten ertragen kann und wie man die Zeit des allmählichen Versinkens noch am angenehmsten verbringt. Doch jeder, der es besser weiß, hat die Verantwortung für sich zu übernehmen und den besten Weg an die Sonne zu suchen."

Durch Yoga erkennen wir, dass uns über den Tag verteilt eine ganze Palette von unterschiedlichsten Gefühlen durchströmt. Mal fühlen wir uns glücklich, mal sind wir verärgert, dann wiederum entspannt, gelangweilt, verängstigt, fröhlich, ärgerlich, glücklich, geliebt oder enttäuscht. Ein Ziel des Yoga ist es, diese Zustände klarer zu erkennen und zu merken, dass es nicht mehr sind als Zustände unseres Geistes. Denn solange wir an unsere Geisteszustände glauben und sie für real halten, leiden wir, weil sie über unser Empfinden bestimmen und wir ihnen dann meist hilflos ausgeliefert sind. Ihnen offen zu begegnen und sich nicht von ihnen in die Irre führen zu lassen, erfordert Mut.

Unsere geistigen Zustände kennenzulernen, ist nach Ansicht des Yoga deshalb so wichtig, weil wir so abhängig von den Inhalten der Zustände sind und diese machen wir wiederum abhängig von dem, was uns im Außen widerfährt. Meist glauben wir, dass wir nur dann angenehme Geisteszustände erfahren, wenn die Umstände in unserem Leben positiv sind und uns Glück, Gesundheit oder Wohlstand widerfahren. Sind die äußeren Umstände hingegen nicht so, wie wir es uns vorstellen, leiden wir und bekommen es mit der Angst zu tun. Der Yoga möchte uns vermitteln, dass die äußeren Umstände nicht relevant sind für unser Wohlergehen, sondern dass es vielmehr auf den Zustand unseres Geistes ankommt. Denn nur davon hängt unser Glück ab. Aber eine solche Sichtweise erfordert ebenfalls Mut.

Die Angst ist der große Widersacher des Mutes. Angst speist sich aus nur einer Quelle: unseren Gedanken – um die Vergangenheit und um die Zukunft. Mutig zu sein heißt, sich der Vergangenheit zu stellen und gedanklich nicht an ihr zu hängen. Das wiederum kann bedeuten, sich möglicherweise sogar ein Stück von ihr zu lösen: zum Beispiel von alten Gewohnheiten, die heute nicht mehr zu uns passen. Oder von Vorlieben, die längst veraltet sind. Aber nicht jeder ist von Geburt aus mutig. Doch mutig zu werden kann man lernen. Wir müssen den Mut nur kultivieren – ähnlich wie Mitgefühl oder Geduld.

MUT ALS SPIRITUELLE PRAXIS

Mut brauchen wir, um unserem Alltag zuversichtlich zu begegnen, unseren spirituellen Weg zu gehen, den eigenen Visionen zu folgen, einen Neuanfang zu wagen und unseren Träumen Ausdruck zu verleihen. Vor jeder mutigen Tat steht immer eine eigenverantwortliche Entscheidung. Mut beinhaltet immer ein Risiko. Denn das Leben ist unberechenbar. Mut brauchen wir auch, um schwierige Phasen nicht als Schicksalsschlag zu betrachten, sondern eher als Chance, an der wir wachsen können. Für unser eigenständiges Denken und Handeln die Verantwortung zu übernehmen, erfordert Mut. Wir brauchen Mut, uns den Kämpfen und Herausforderungen des Lebens zu stellen; Mut, um zu uns selbst zu stehen, zu unseren Bedürfnissen, Nöten und Ängsten. Wir benötigen auch Mut, wenn es darum geht, zu unserer Meinung zu stehen, und ein klares Nein zu formulieren, besonders dann, wenn es um Missbrauch, Gewalt und Raubbau geht – sowohl auf der individuellen als auch auf der globalen Ebene. Mut macht uns zwar auf den ersten Blick verletzlicher, aber auf den zweiten Blick auch freier. Mut führt dazu, dass wir innerlich Frieden erfahren.

ÜBUNG: VERLEIHEN SIE IHREM MUT EIN GESICHT Der Mut ist etwas, was uns auf dem spirituellen Weg voranbringt. Er unterstützt uns darin, neue Wege zu gehen und die Augen zu öffnen. Er lässt uns wachsen. Geben Sie Ihrem Mut ein Gesicht. Malen Sie ihn. In welcher Form auch immer er sich Ihnen zeigen möchte, lassen Sie ihn da sein und sich von ihm unterstützen. Geben Sie ihm eine Gestalt und gehen Sie in Zwiesprache damit. Stellen Sie ihr folgende Fragen:

1. Wo in mir ist deine Quelle?
2. Was brauchst du, damit ich mit dir zusammen an die Orte gehen kann, die ich fürchte?
3. Wer hindert mich daran, meine Träume zu verwirklichen?
4. Was nährt dich?

Notieren Sie, was Ihr Mut Ihnen sagen möchte. Setzen Sie den Stift nicht ab und versuchen Sie nicht, die Frage aus dem Verstand zu beantworten, sondern eher aus dem Herzen heraus.

ÜBUNG: UNANGENEHME GEDANKEN ERKENNEN Seien Sie mutig und stellen Sie sich Ihren unangenehmsten Gedanken oder Glaubenssätzen und den dazugehörigen Gefühlen und lassen Sie sie auf sich wirken! Schreiben Sie eine sehr unangenehme gedankliche Vorstellung beziehungsweise Ihren schlimmsten gedachten Glaubenssatz auf einen Zettel. Zum Beispiel: „Du bist ein totaler Versager und alle lachen dich beim Seminarvortrag aus." Suchen Sie sich nun einen Übungspartner, auch für ihn ist es eine kleine Mutübung. Der Übungspartner sitzt Ihnen nun gegenüber und hat Ihren Zettel mit dem Glaubenssatz vor sich. Während Sie sich in die Augen schauen, sagt Ihr Gegenüber Ihnen den aufgeschriebenen Satz ganz klar und ernst ins Gesicht (bitten Sie ihn, dabei so authentisch wie möglich zu sein). Er wiederholt ihn ein paar Mal und Sie spüren, wie Sie beide sich dabei fühlen. Tauschen Sie sich danach liebevoll mit Ihrem Übungspartner über Ihre Gefühle und Empfindungen aus. Sie können anschließend die Übung im Rollentausch wiederholen.

ÜBUNG: VERTRAUEN SIE IHREM BAUCHGEFÜHL Vertrauen Sie Ihrem eigenen Instinkt und glauben Sie an Ihre Träume! Lassen Sie sich nicht entmutigen, wenn Sie ein Nein für ein Projekt bekommen. Bleiben Sie dran. Stehen Sie immer wieder auf und fangen Sie jeden Tag mutig und zuversichtlich an.

ÜBUNG: VERLIEREN SIE DIE ANGST VOR IHREN GEFÜHLEN Schauen Sie Ihren Ängsten, Ihrer Wut, Ihrer Gier, Ihrer Verachtung und all den anderen „negativen" Gefühlen mutig ins

Gesicht. Setzen Sie sich mit Situationen, Menschen oder Dingen, die Ihnen Angst machen, auseinander. Untersuchen Sie das, was Ihnen Angst macht, Ihren Zorn hochkochen oder Sie wütend werden lässt. Konfrontieren Sie sich mit Ihren Gefühlen. In dem Moment, in dem Sie den Mut haben, allen Gefühlen offen ins Gesicht zu schauen, verlieren all die Gedanken, die Ihnen den Schlaf rauben und an Ihrem Herzen zerren, ihre Macht über Sie. Denn dann brauchen Sie nichts mehr zu unterdrücken, sondern können alle Gefühle bestehen lassen und erkennen, dass sie alle wieder vergehen.

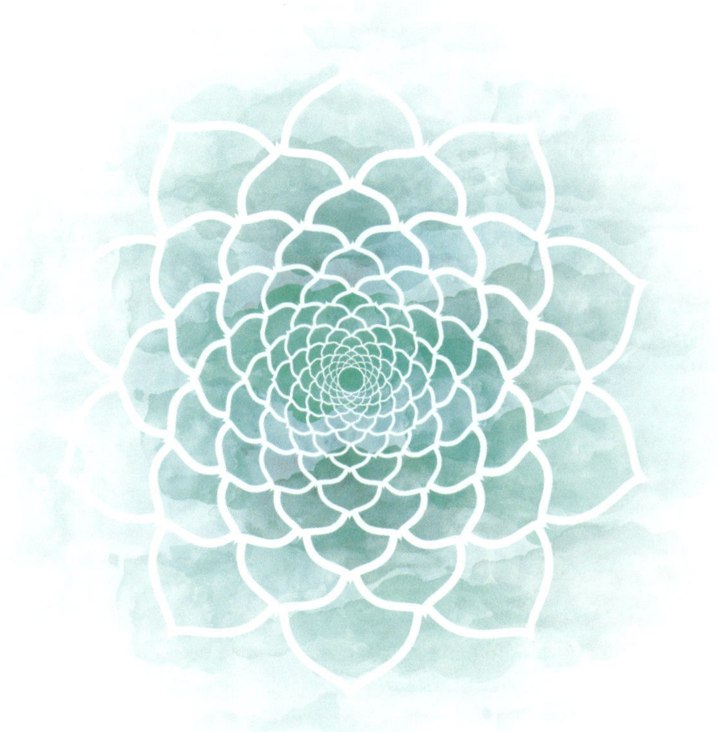

NEID

Neid ist eine zutiefst zerstörende, negative Kraft. Er ist berüchtigt dafür, dass er Freundschaften vernichtet, Gesellschaften spaltet und dabei stets negative Gefühle erzeugt. Doch in der modernen Neidforschung zeigt sich dieses Gefühl mittlerweile auch von seiner besseren Seite. Der Neid spornt Menschen an und sorgt sogar dafür, dass wir kreativ und erfinderisch werden. Der Neid kann uns aber nicht nur zu Höchstleistungen anspornen, sondern er kann uns auch krankmachen. Jüngste Forschungen zum Beispiel haben gezeigt, dass es einen Zusammenhang zwischen Neid und der Neigung zu Depressionen gibt. Kurzfristig steigert Neid die Konzentration, weil es den Menschen anspornt. Langfristig hingegen ermüdet man, gibt sich eher geschlagen und nimmt schlechte Ergebnisse in Kauf. Neid wird vor allen Dingen durch die Sozialisation eines Menschen bedingt. Menschen, die das Gefühl haben, als Kind nicht genug bekommen zu haben, werden häufig von einem Gefühl des Neids gequält.

NEID ALS SPIRITUELLE PRAXIS

Neid ist aber ein zutiefst menschliches Gefühl und spielt deshalb auch in allen Weltreligionen eine zentrale Rolle. Im Hinduismus betrachtet man Neid als eine Reaktion darauf, dass man das eigene Karma nicht akzeptieren möchte. Das eigene Leben anzunehmen ist für die Hindus aber eine Möglichkeit, im nächsten Leben in eine höhere Kaste geboren zu werden. Im Yoga, aber auch im Buddhismus, bezeichnet man Neid als einen Geisteszustand, der den Geist in Unruhe versetzt, weil er einen bestimmten Zustand nicht haben will. Buddhisten gehen davon aus, dass es die Unwissenheit ist, die einen Menschen neidisch sein lässt. Dieses Gefühl steht im starken Widerspruch zur wahren Natur des Menschen. Diese ist weit, klar und grenzenlos. Neid hingegen macht eng und klein.

ÜBUNG: VERLEIHEN SIE IHREM NEID EINEN TON Neid ist etwas, das uns blind machen kann. Es macht uns eng und klein. Es blockiert uns und hindert uns daran, neue Wege zu gehen und die Welt mit offenem Herzen zu sehen. Verleihen Sie Ihrem Neid einen Ausdruck, einen Ton. Wie klingt er? Wie laut wird er? Wer spricht durch den Ton hindurch? Lassen Sie zum Ausdruck kommen, was durch Sie hindurch sprechen, singen, rufen oder vielleicht sogar schreien möchte.

ÜBUNG: DEN INNEREN BEOBACHTER DA SEIN LASSEN Neid ist ein Gefühl, dass wir gerne vor uns selbst verstecken. Versuchen Sie heute einmal, Ihren Neid da sein zu lassen und ihn zu beobachten. Gestehen Sie sich selbst ein, ja, geben Sie zu, dass Sie neidisch sind. Neid hat oft mit Minderwertigkeitsgefühlen zu tun. Stellen Sie sich hierzu folgende Fragen:

1. Was macht mich einzigartig in meinem Leben?
2. Was sind meine ganz besonderen Fähigkeiten?
3. Worauf bin ich stolz in meinem Leben?
4. Was ist wirklich wichtig in meinem Leben, worum geht's wirklich?

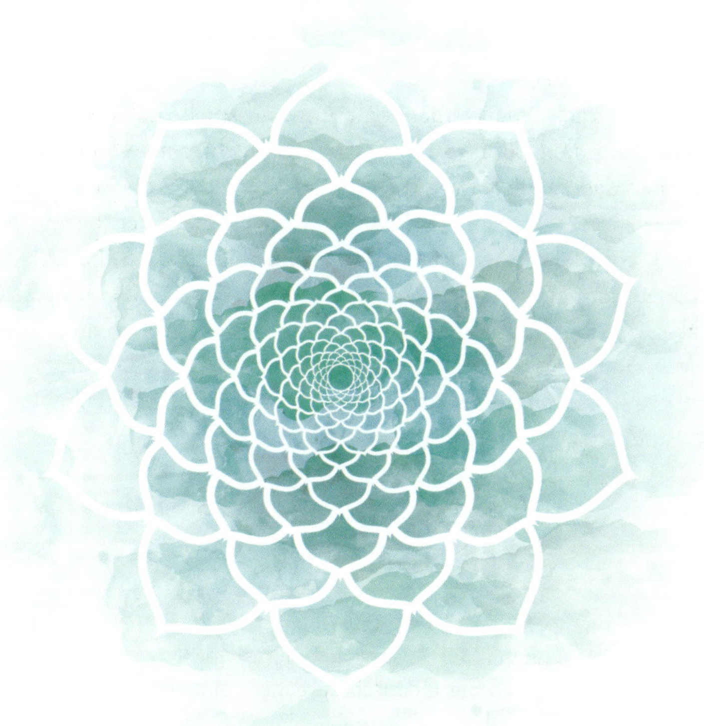

TRAUER

Trauer ist eine natürliche Reaktion auf einen Verlust. Diesen zu akzeptieren, also nicht anzuhaften an etwas oder jemanden, ist wohl eine der größten Aufgaben überhaupt, die ein Mensch zu erfüllen hat. Und nicht selten zerbrechen Menschen daran, weil sie den Verlust eines geliebten Menschen nicht überwinden können.

Unser Verständnis, Umgang und die Bewältigung von Trauer sind kulturell geprägt. Hier im Westen haben sich besonders das Fünf-Phasen-Modell der berühmten schweizerisch-US-amerikanischen Psychiaterin Elisabeth Kübler-Ross (Verleugnung – Zorn – Verhandlung – Depression – Akzeptanz) sowie das Vier-Phasen-Modell der Schweizer Psychologieprofessorin Verena Kast (Verleugnung – aufbrechende Emotionen – Suchen, Finden, Loslassen – Akzeptanz und Neuanfang) etabliert.

Neueste Erkenntnisse im Bereich Trauer- und Traumaforschung richten ihr Augenmerk allerdings auf die Resilienz (Selbstheilungsfähigkeit) des Menschen. Hier geht man davon aus, dass jeder Mensch auf individuelle Weise mit Trauer umgeht. Denn Trauer läuft eher in Wellen ab und der Trauernde pendelt zwischen Sehnsucht, Kummer, Leere und Schmerz hin und her. Selbst die Verleugnung wird inzwischen als positive Kraft gesehen, wenn es darum geht, die Gefühle der Trauer zurückzustellen, weil eine akute Situation es erfordert.

Trauernde werden heutzutage besonders mit dem Faktor Zeit unter Druck gesetzt. Während man früher davon sprach, dass ein Trauerprozess ein ganzes Jahr dauert, gesteht man einem Trauernden heute gerade mal zwei Monate zu. Alles, was mehr Zeit benötigt, wird als krankhaft bezeichnet.

Aber nicht nur der physische Verlust eines Menschen kann zu Trauer führen, auch dann, wenn ein Lebensabschnitt zu Ende geht, können wir über die vergangene Zeit trauern. Verlust kann sich vielseitig zeigen: Verlust des Arbeitsplatzes, des Einkommens; Trennung vom Partner, von der Umgebung, vom sozialen Status; Verlust der eigenen Mobilität nach einem Unfall oder eine schlimme Diagnose. Allen Anlässen ist gemeinsam, dass sie unser Gefühl der Sicherheit oder der Kontrolle über unser Leben bedrohen, verändern oder auflösen.

Auch wenn jeder Mensch auf seine eigene Weise trauert, so gibt es allgemeingültige physische Reaktionen, die mit der Trauer einhergehen. Die psychosomatischen Symptome sind vielschichtig: Nach der Schockstarre kann es zu Appetit- und Schlaflosigkeit kommen, zu Ess- und Verdauungsstörungen, Kopfschmerzen und Empfindungslosigkeit, Zittern und Frieren, Atembeklemmung und Herzbeschwerden, allgemeiner Erschöpfung, Übelkeit oder auch zur Sucht.

TRAUER ALS SPIRITUELLE PRAXIS

Als Suzuki Roshi, ein bekannter Zenlehrer, gebeten wurde, die Essenz des Zen in einem Satz zusammenzufassen, sagte er: „Nicht immer so." Damit wollte er zum Ausdruck bringen, dass alles vergänglich ist und wir Menschen eben unter dieser Vergänglichkeit enorm leiden. In der Fähigkeit loszulassen, verbirgt sich also ein enorm großes spirituelles Potenzial.

Ein ebenso großes Potenzial in der Trauer ist die Liebe. Durch den Verlust entdecken wir, was wirklich für uns wichtig ist, wir werden wesentlich. Wir können uns auf Trennungs- und Trauerrituale besinnen und uns mit der Wahrheit verbinden, dass wir nicht allein sind; dass Verlust und Tod zum Leben gehörten und uns zu besseren Menschen machen, wenn wir die uns verbleibende Lebenszeit intensiver erfahren und mehr Freude als Sorgen in unseren Alltag lassen. Wir können echtes Mitgefühl empfinden, indem wir den Schmerz über den Verlust anerkennen, weil wir lebendig-fühlende Wesen sind.

ÜBUNG: VERLEIHEN SIE IHRER TRAUER EINE FARBE Trauer ist ein durchaus schmerzvolles Gefühl und ein langer Prozess. Sie kommt in Wellen und kann uns tief im Herzen treffen. Den Prozess der Trauer da sein zu lassen, egal wie lange er dauert, ist eine große Herausforderung. Da er sich immer wieder verändert, ist es eine schöne und heilsame Übung, ihn in seinen verschiedenen Facetten wahrzunehmen und zu würdigen. Malen Sie Ihre Trauer auf ein Blatt. In welcher Form auch immer sie Ihnen erscheinen wird, scheuen Sie nicht vor ihr zurück. Geben Sie ihr in den verschiedenen Phasen immer wieder eine neue Gestalt und malen sie farblich aus. Verleihen Sie ihr einen unmittelbaren Ausdruck:

1. Welche Gestalt hat Ihre Trauer?
2. Welche Farbe trägt sie HEUTE?
3. Was braucht die Trauer von Ihnen, damit sie sich vollkommen gesehen fühlt?
4. Führen Sie ein Zwiegespräch mit dem Menschen, um den Sie trauern, oder mit dem Umstand, um den Sie trauern?

ÜBUNG: VERLEIHEN SIE IHRER TRAUER EINEN TON Suchen Sie sich einen Ort, an dem Sie nicht gestört werden. Vielleicht fällt es Ihnen leichter, diese Übung in der Natur zu machen. Vielleicht ist es auch einfacher für Sie, diese Übung im Liegen zu machen, unter einer Decke zusammengekuschelt mit dem Gefühl, sich geborgen und sicher zu fühlen. Welchen Ton würden Sie Ihrer Trauer geben? Lassen Sie die Trauer aus sich heraus sprechen. Vielleicht dauert es einige Zeit, bis sie sich meldet, immer stärker wird im Ausdruck und dann auch wieder verebbt. Aber schenken Sie ihr genauso viel Zeit, wie sie braucht.

ÜBUNG: EIN ZWIEGESPRÄCH FÜHREN Manchmal scheidet ein Mensch plötzlich aus unserem Leben oder eine Beziehung endet in einem Streit und wir sind nicht in der Lage, im Guten Abschied voneinander zu nehmen. Dies sollte man aber auf jeden Fall tun, damit die Phase des Trauerns irgendwann abgeschlossen werden kann und das Leben im Guten weitergehen kann. Die folgende Übung macht dies möglich.

1. Wenn Sie um den Verlust eines Menschen trauern, dann nutzen Sie das Zwiegespräch, um noch alles auszusprechen, was noch zu sagen ist. Setzen Sie sich dafür an einen Platz, an dem Sie sich sicher und geborgen fühlen und an dem Sie gerne alleine sind. Schaffen Sie eine entspannte Atmosphäre: Zünden Sie eine Duftlampe mit einem entspannenden und inspirierenden Duft an.

2. Kommen Sie dann in eine aufrechte Sitzhaltung. Legen Sie die Hände auf die Oberschenkel und stellen Sie sich vor, wie sich Ihr Scheitelchakra öffnet und Sie sich mit dem Universum verbinden.

3. Atmen Sie dann einige Male tief ein und aus und stellen Sie sich vor, wie der Mensch, mit dem Sie dieses Zwiegespräch führen möchten, vor Ihrem inneren Auge auf Sie zukommt. Sie begrüßen sich in einer Form, die Ihnen angemessen erscheint. Vielleicht ist es eine respektvolle Verneigung voreinander, vielleicht aber auch eine Umarmung.

4. Führen Sie ein Gespräch miteinander. Gibt es Dinge, die Sie sich nicht getraut haben, ihm oder ihr zu sagen? Vielleicht möchten Sie sich für ein Verhalten Ihrerseits entschuldigen. Gab es Momente, in denen Sie nicht die ganze Wahrheit gesagt haben? Haben Sie das Bedürfnis, dies jetzt noch nachzuholen? Vielleicht gab es aber auch Momente, in denen Sie sich völlig unverstanden gefühlt haben. Sprechen Sie es jetzt noch einmal aus. Lassen Sie sich Zeit!

5. Wenn Sie das Gefühl haben, dass alles gesagt ist, verabschieden Sie sich in einer Form, die Sie mögen.

6. Kommen Sie zurück in die Gegenwart und machen Sie sich bewusst, das ein solches Zwiegespräch ein heilvolles Ritual ist, um Trauer zu verarbeiten.

ÜBUNG: DAS ABSCHIEDSRITUAL

1. Schließen Sie die Augen und stellen Sie sich vor, dass Sie alleine in einem großen Kreis stehen, der von einem phosphoreszierenden Gelb eingegrenzt wird.

2. Stellen Sie sich die Grenze ganz deutlich vor. Visualisieren Sie als nächstes die verstorbene Person oder den Menschen, um den Sie trauern. Diese Person steht ebenfalls in einem eigenen Kreis, der umgeben ist von einem gelben Licht. Bleiben die beiden Grenzen bestehen? Oder löst sich die Grenze Ihres Gegenübers auf? Versucht er, wieder in Ihren

Kreis zu kommen? Oder ist es umgekehrt, sodass Sie seine Grenze nicht akzeptieren und ihn unbewusst nicht gehen lassen wollen, weil die Trauer um ihn so groß ist?

3. Wiederholen Sie die Übung so lange, bis Sie und der andere Mensch beide jeweils im eigenen Kreis stehen und die Grenze der anderen Person vollkommen achten.

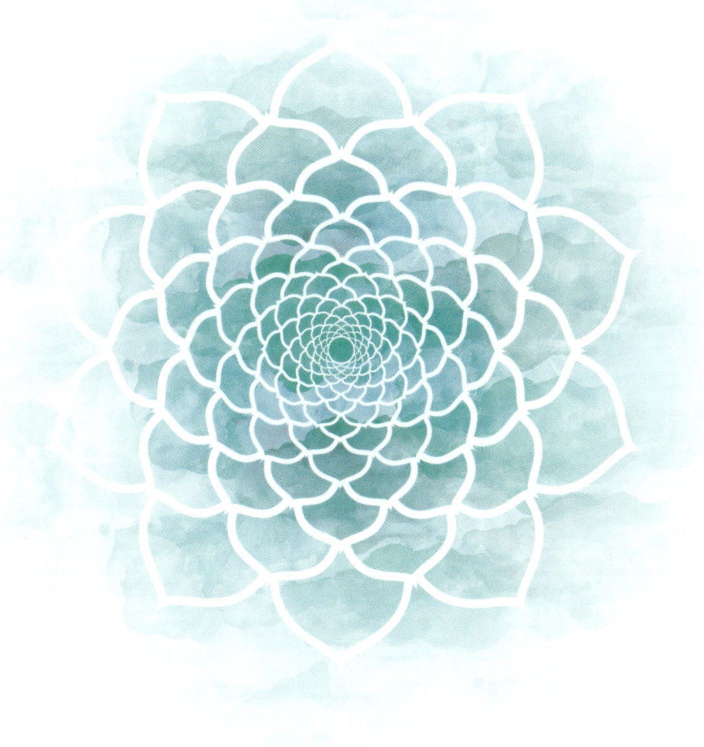

ÜBERRASCHUNG

Auf Unvorhergesehenes oder Unbekanntes reagieren wir überrascht. Überraschung ist das Gefühl, das am schnellsten verebbt, sobald man die Situation eingeordnet hat. Es dauert oft nur eine Zehntelsekunde; danach geht dieses Gefühl meist über in Angst, Ekel oder Erleichterung.

Die Überraschung ist die Unterbrechung eines kognitiven Prozesses, um alle Ressourcen zur Verfügung zu haben, auf eine veränderte Situation angemessen reagieren zu können und zu anderen, neuen Handlungen überzugehen. Zusätzlich schärft sie alle Sinnesorgane, um eine mögliche Gefahr einzuschätzen, und regt unsere Impulse an.

Solange wir auf eine Situation überrascht, erstaunt oder verwundert reagieren, ist Überraschung etwas Positives. Macht sie uns vorübergehend verwirrt, sodass eine Einschätzung der Situation oder ein Handeln nicht mehr möglich ist, kann sie auch lähmen. Das Extrem einer Überraschung oder eines Erschreckens ist die Verstörtheit, wenn die Sinne nicht mehr funktionieren und kein Denken mehr möglich ist.

Bei Kindern ist der Überraschungseffekt besonders ausgeprägt, weil Neues noch nicht eingeordnet werden kann; sie können sogar von einer Überraschung völlig aus ihrem Tun geworfen werden und vergessen, was sie eigentlich wollten. Bei Erwachsenen ist die Reaktionszeit nur noch sehr gering und auch das Vergessen aufgrund der Unterbrechung, die charakteristisch für die Überraschung ist, nicht mehr so stark.

In unserer Gesellschaft ist fast alles auf Überraschung aufgebaut, vor allem die Werbung, die Nachrichten, das Fernsehen. Der Effekt der Überraschung ist die gewünschte erhöhte Aufmerksamkeit, weil ein gewohntes Muster durchbrochen wird. Und es gibt eine ganze Vermarktungsindustrie, die es sich zunutze macht, dass durch Überraschung etwas länger im Gedächtnis bleibt.

Ein überraschter Gesichtsausdruck ist leicht zu erkennen: Wir heben die Augenbrauen, reißen die Augen und unsere Pupillen erweitern sich. Das erlaubt uns das Blickfeld zu erweitern, um mehr Informationen und mehr Licht auf die Netzhaut zu leiten. Oft sieht man auch, dass jemand die Hände hebt oder unwillkürlich einen Laut von sich gibt, wenn er überrascht wird. Gleichzeitig schüttet der Körper das Stresshormon Cortisol aus.

ÜBERRASCHUNG ALS SPIRITUELLE PRAXIS

Einer der wichtigsten Momente der Überraschung ist die Unterbrechung eines vorangegangenen Zustands. Deshalb ist das der Moment, über sich selbst, seine Einstellungen oder sein Verhalten zu reflektieren. Warum hat eine Sache oder ein Mensch mich überrascht? Sollte ich etwas verändern? Oder man erkennt eine Verblüffung im

Gegenüber, dann können Sie helfen, etwas klarzustellen, sich besser artikulieren oder einfach so handeln, dass der andere die Unterbrechung seines Zustands überwindet.

ÜBUNG: GEBEN SIE IHRER ÜBERRASCHUNG EINE GESTALT Yoga hilft uns, in den gegenwärtigen Moment zu kommen, damit wir wieder mehr mit der Überraschung in Kontakt kommen können, um uns für das Wunder des Augenblicks zu öffnen. Die Überraschung hat etwas Unmittelbares. Geben Sie auch ihr eine Gestalt oder ein Gesicht, eine Form oder vielleicht möchten Sie hierzu lieber eine Collage machen mit Fotos aus verschiedenen Zeitschriften. Seien Sie neugierig für das, was sich Ihnen zeigen wird und fragen Sie sich:

1. Wie viel Platz hat die Überraschung in meinem Leben?
2. Was erfahre ich durch sie?
3. Wie bereichert sie mich?
4. Wann schränkt sie mich ein?
5. Was kann ich tun, um ihr offen zu begegnen?
6. Was möchte sie mich lehren?

Schreiben Sie auf, was Ihnen spontan dazu in den Sinn kommt. Manches davon klingt vielleicht im ersten Moment unerklärlich, aber wahrscheinlich wird sich Ihnen die tiefere Bedeutung dieser Aussagen mit der Zeit erschließen.

WUT

Wut gehört wie Angst zu den Reaktionen unseres ältesten Gehirnareals, das unser Überleben gesichert hat. Sie ist ein Teil unseres Selbsterhaltungstriebs. Unsere Vorfahren gebrauchten die körperlichen Ressourcen der Wut, um beispielsweise ihre Familie oder ihre Nahrung zu verteidigen. Wut hat ebenfalls viele Gesichter: Sie kommt eventuell als ein kleines Gefühlsflackern wie eine Belästigung, Störung oder Beeinträchtigung daher; oder als Enttäuschung, Frustration und Verdrossenheit und kann sich steigern zu Verzweiflung und einem Zustand des Außer-sich-Seins, wenn beispielsweise etwas immer wieder misslingt. Eine Variante ist die Streitlust, die bewusst eine Meinungsverschiedenheit in die Länge zieht und nicht auf eine Lösung gerichtet ist. Verbitterung richtet sich gegen uns selbst, Rachsucht geht nach außen und strebt nach Vergeltung. Zorn, Raserei und ohnmächtige Wut machen blind.

Alle Formen der Wut bringen eine Anspannung der Muskulatur mit sich, besonders im Gesicht kann man die Anspannung im Bereich Mund und Kiefer spüren, wir ballen die Fäuste und ganze Muskelpartien können sich regelrecht verkrampfen. Wer diese heftigen Gefühle nicht wahrnimmt, falsch interpretiert oder unterdrückt, den können bald darauf Kopfschmerzen plagen oder er bekommt Rückenschmerzen, Herzstechen oder Magenprobleme. Diese hohe Energie bahnt sich eben einen anderen Weg, wenn sie nicht ausgelebt werden darf.

Wenn wir wütend sind, sind wir auf der Ebene des Stoffwechsels bereit für einen Kampf auf Leben und Tod. Wut stimuliert besonders den Sympathikus, einen Teil des vegetativen Nervensystems. Das bedeutet, dass der Körper seine Energie sammelt, damit wir schneller angreifen oder fliehen können: Wir ballen die Fäuste und die Anspannung reicht bis unter die Schädeldecke, das heißt, dass uns die Wut buchstäblich in den Kopf steigt.

Unkontrollierte Wut führt zu Zerstörungen. Eine blinde Überreaktion wirkt sich nicht nur auf andere aus, sondern verletzt einen auch immer selbst. Aggression ist eine der dunkelsten Seiten der Wut. Gewalttaten, Amokläufe sind die drastischsten Ausdrucksformen der Wut und werden durch Computerspiele und brutale Filme gefördert.

WUT ALS SPIRITUELLE PRAXIS

Wut hat das Potenzial, eine klare Stellung zu beziehen und ernst genommen zu werden. Mit dieser Klarheit ist es leichter, Entscheidungen zu treffen und kühne Ziele zu formulieren. Mit dem Mut zur Wut können Sie deutlich Ihre Bedürfnisse äußern und andere Menschen können darauf Rücksicht nehmen. Mit der starken Kraft des Wutpotenzials, die ungeheure Energien freisetzen kann, können wir Dinge verändern und uns weiterentwickeln. Solange wir Wut als Zeichen für unsere eigene Verletzlichkeit sehen, sind wir in der Lage, leidenschaftlich und kreativ zu sein; denn wir sind energetisiert und motiviert, etwas zu verändern. Wenn Sie Angst haben vor der zerstörerischen Kraft der Wut, dann lassen Sie sich gesagt sein, dass auch der Weg der Wut zur Veränderung führt.

ÜBUNG: SCHAUEN SIE IHRER WUT INS GESICHT Anstatt Ihrer Wut ungezügelt freien Lauf zu lassen, ist es manchmal ratsam, ihr genau ins Gesicht zu schauen. Malen Sie sie auf ein Blatt. In welcher Form auch immer sie Ihnen erscheinen wird, scheuen Sie nicht vor ihr zurück. Geben Sie ihr eine Gestalt und gehen Sie in Zwiesprache damit. Stellen Sie Ihrer Wut folgende Fragen:

1. Wo in mir ist deine Quelle?
2. Wer hat mich früher so tief verletzt, dass du zu mir gekommen bist?
3. Was kann ich tun, damit mein Leben mit dir leichter wird?
4. Was brauchst du, damit du mir nicht schadest?
5. Was möchtest du mir sagen?

Notieren Sie, was die Wut Ihnen sagen möchte. Setzen Sie den Stift nicht ab und versuchen Sie nicht, die Fragen aus dem Verstand heraus zu beantworten, sondern eher aus dem Bauch heraus. Hier sitzt die Wut gerne!

ÜBUNG: VERLEIHEN SIE IHRER WUT EINEN TON Suchen Sie sich einen Ort, an dem Sie nicht gestört werden. Vielleicht fällt es Ihnen leichter, diese Übung in der Natur zu machen. Vielleicht ist es auch einfacher, diese Übung im Gehen zu machen, damit etwas in Ihnen in Bewegung kommt. Welchen Ton würden Sie Ihrer Wut geben? Lassen Sie sie da sein. Es wird einige Zeit dauern, bis sie sich meldet, immer stärker wird im Ausdruck und dann auch wieder verebbt. Aber schenken Sie ihr genauso viel Zeit, wie sie braucht.

ÜBUNG: LASSEN SIE DIE WUT EINFACH MAL RAUS Wenn Sie schon einmal einen richtigen Wutanfall gehabt haben, dann kennen Sie es sicherlich, dass mit der Wut oft der Wunsch nach Zerstörung hochkommen kann. Damit Sie nicht wirklich etwas zerstören, was Sie möglicherweise hinterher bereuen, empfiehlt es sich, in ein Kissen zu schlagen oder ein altes Stofftier in Stücke zu reißen. Sollten Sie das Bedürfnis haben, laut zu schreien, dann lassen Sie all dem freien Lauf, was sich zeigen möchte. Gehen Sie in den Wald und schreien Sie, was das Zeug hält. Oder nehmen Sie das Kissen zur Hilfe, wenn Sie das Haus nicht verlassen können, aber innerlich vor Wut überkochen. Lassen Sie alles raus, alles da sein, was ausbrechen will.

ÜBUNG: VERTRAUEN SIE AUF IHR FRÜHWARNSYSTEM Ein Wutanfall kann wie ein Schneeballeffekt wirken. Die Energie ist anfangs noch klein und dann steigern wir uns immer mehr in die Situation hinein. Die Wut, der Zorn fühlen sich unkontrollierbar an. Ein paar „falsche" Worte bringen uns noch mehr in Rage. Doch hier gilt es nun ganz gewahr zu sein auf die Körperempfindungen. Der Körper sendet bereits sehr früh Signale. Wer diese kennt, kann zwar nicht verhindern wütend zu werden, allerdings können wir so lernen, mit dem Ärger/Zorn besser umzugehen und nicht mehr so heftig zu reagieren, sondern mehr zu agieren!

ÜBUNG: ICH BIN DANN MAL WEG Wenn Sie bereits auf 180 sind, ist es manchmal besser, sich eine Auszeit zu nehmen, bevor man jemanden verbal oder sogar körperlich verletzt. Ziehen Sie sich eine Weile zurück, gehen Sie spazieren, in einen anderen Raum, unterbrechen Sie die Kommunikation und versuchen Sie, in einem neutralen Umfeld einen klaren Kopf zu finden. Sie werden sich abkühlen und können danach in der Kommunikation dort weitermachen, wo Sie aufgehört haben. So fällt es diesmal sicherlich leichter, sachlich und ruhig zu bleiben, anstatt unkontrolliert Wut rauszulassen.

FÜHLEN! FÜHLEN! FÜHLEN!

Diese Übung können Sie auf jedes Gefühl anwenden! Sie kann Ihnen einen Zugang zu dem entsprechenden Gefühl vermitteln und Ihnen dabei helfen, dass dieses Gefühl Sie nicht so unvorbereitet übermannt. Je besser Sie ein Gefühl – und natürlich auch die entsprechenden Vorzeichen – kennen, desto besser werden Sie damit umgehen können, ohne es unterdrücken zu wollen. Dann wird ein Gefühl immer mehr da sein dürfen, ohne Sie selbst oder andere Menschen zu gefährden, zu verletzen. Diese Übung kann Sie davor schützen, eine wertvolle Beziehung zu einem anderen Menschen zu zerstören.

1. Schließen Sie Ihre Augen und entspannen Sie sich.
2. Richten Sie Ihre Aufmerksamkeit dann auf ein Gefühl, dass Sie gerne loswerden möchten.
3. Spüren Sie, wo sich dieses Gefühl in Ihrem Körper bemerkbar macht.
4. Bleiben Sie bei dem Gefühl und lassen Sie zu, dass es sich ausdehnt. Es darf da sein. Es ist wichtig, dass sie ihm Raum geben. Es darf da sein!
5. Versuchen Sie, das Gefühl oder die Empfindung nicht wegzudrücken. Nehmen Sie es ganz und gar wahr und fühlen Sie es!
6. Vielleicht löst es sich jetzt schon auf, wenn Sie ihm ungeteilte Aufmerksamkeit geben.
7. Falls nicht, dann geben Sie ihm ganz bewusst die Bezeichnung Energie: „Dieses Gefühl ist pure Energie!"
8. Fühlen und verschmelzen Sie in diese Energie hinein, sodass Sie selbst Energie werden.
9. Sie dürfen alles sein, was ist!
10. Nachdem Sie die Energie nun ganz bewusst erfahren haben, ist es wichtig, sich wieder von der Energie zu lösen. Stellen Sie eine Trennung her zwischen sich, dem Beobachter, und dem Beobachteten.
11. Stellen Sie den Unterschied zwischen sich und der Energie her und sagen Sie sich gedanklich: „Ich bin ich! Die Energie ist die Energie!"
12. Stellen Sie nun noch einmal ganz bewusst fest, an welcher Körperstelle sich das Gefühl als Empfindung zeigt und an welcher Stelle nicht: „Hier ist sie im Magen, aber nicht im Herzen." Fahren Sie in der Weise fort …
13. Vergrößern Sie die Energie mit Absicht und lassen Sie zu, dass sie sich ausdehnt, und danach lassen Sie die Energie wieder kleiner werden und schrumpfen sie.

14. Wiederholen Sie diesen Vorgang mindestens dreimal (groß-klein usw.)
15. Wenn die Energie bereits weg ist, beenden Sie die Übung. Falls die Energie noch da ist, spürbar ist, gehen Sie weiter und sind ganz präsent und aufmerksam.
16. Hören Sie dann auf, die Energie als irgendetwas zu bezeichnen Es ist weder Energie, noch ist es keine Energie. Es gibt keinerlei Bezeichnung und Bewertung mehr. Atmen Sie einfach nur noch ein und aus. Lassen Sie jede Erwartung, Meinung, Bewertung, Verlangen los. Bemerken Sie, was übrig ist. Wenn nun noch etwas vom Gefühl oder der Vorstellung übrig ist, fragen Sie sich: „Ist es okay, von dir loszulassen?"
17. Stellen Sie die Frage direkt an das übriggebliebene Gefühl, so als ob es eine Person wäre. Falls Sie den Eindruck haben, die Antwort ist ein Nein, gibt es folgende Möglichkeiten:

    a. Warten Sie ab, bis es bereit ist losgelassen zu werden, ohne die Absicht loszulassen. Manchmal dauert es ein paar Minuten und fragen Sie dann nochmal: „Ist es okay, von dir loszulassen"?

    b. Fragen Sie: „Gibt es sonst etwas, was du von mir brauchst? Was ich dir geben kann? Weshalb bist du da?"
18. Wenn Antworten kommen, führen Sie einen Dialog mit Ihrem Gefühl, bis Sie verstehen, warum es da war. Bedanken Sie sich und nehmen Sie es mental in den Arm und gehen Sie in Frieden mit diesem Gefühl.
19. Streicheln Sie abschließend liebevoll Ihren Solarplexus, Ihre Stirn und Ihren Kopf für ein paar Minuten und fragen Sie dann nochmal: „Ist es okay, von dir loszulassen?"
20. Wenn sich die Antwort wie ein Ja anfühlt, dann lassen Sie es gehen, Stück für Stück oder in einem Ganzen. Atmen Sie nun solange aus, bis Sie spüren, dass es gegangen ist, und geben Sie dem Ganzen keine Aufmerksamkeit mehr.
21. Kommen Sie wieder zurück in den gegenwärtigen Moment, frei von diesem Gefühl.

MITGEFÜHL ENTWICKELN FÜR UNSERE SCHATTENSEITEN

Mit dieser Übung können Sie Mitgefühl entwickeln für die Seiten in Ihnen, die Sie nicht so gerne haben. Sie werden auch als unsere Schattenseiten bezeichnet.

1. Beschreiben Sie Ihre IST-Situation, so rational wie möglich und nehmen Sie sich dafür ca. 5-10 Minuten Zeit, die Situation, die Sie bedrückt, in wenigen Zeilen aufzuschreiben.
2. Stellen Sie sich dann folgende Fragen:
   Was für ein Gefühl kommt hier bei mir auf, wenn ich an diese Situation denke? Angst, Zweifel, Sorgen, Trauer, Wut?
   Wo in meinem Leben habe ich das Gefühl bisher gefühlt?
   Falls Ihnen eine Situation ins Bewusstsein kommt, schreiben Sie diese in wenigen Zeilen auf. Falls mehrere Situationen auftauchen, wählen Sie die prägendste aus.
3. Schreiben Sie sich nun in kurzen Stichpunkten auf, was Sie an dieser Schattenseite (dem Gefühl) im Alltag belastet. Wo behindert es sie im täglichen Leben?
   Welche Auswirkungen bringt es mit sich?
   Schreiben Sie auf, was die positiven Aspekte dieses Gefühls sein könnten. Was hat Ihnen dieses Gefühl, diese Schattenseite, bisher Positives gebracht?
4. Schließen Sie nun die Augen und gehen Sie mit Ihrer Aufmerksamkeit gedanklich nochmal in die vorher beschriebene Situation hinein und nehmen Sie wahr, wie sich das Gefühl in Ihnen zeigt, sich ausbreitet evtl. als Körperempfindung, Druck, Enge usw. Lassen Sie alles zu, auch wenn Tränen kommen möchten. Lassen Sie zu, dass sich dieses Gefühl in Ihnen ausbreitet. Geben Sie ihm den Raum und nehmen Sie sich Zeit für Ihr Gefühl, es möchte gefühlt werden.
5. Nehmen Sie nun einen tiefen Atemzug und atmen Sie in diese Stelle hinein, dorthin, wo Sie das Gefühl spüren. Wiederholen Sie dies so lange, bis es sich ganz in Ihrem Körper ausbreitet.
6. Blasen Sie das Gefühl dann durch Ihren offenen Mund aus, bis die ganze Energie aus dem Körper herausgeatmet ist. Atmen Sie so lange aus, bis Sie sich leichter und freier fühlen.
7. Lassen Sie nun Ihre Augen geschlossen und geben Sie Ihrem „Schatten“ eine Form. Wie würde die ausgeblasene Energie aussehen? Hat sie Augen? Welche Körperform? Beschreiben Sie gedanklich die Form sehr genau, lassen Sie sich hierfür genügend Zeit.
8. Schauen Sie sich nun Ihr Schattengefühl genau an und spüren Sie, was es in Ihnen auslöst. Empfinden Sie Wut? Zorn? Ärger? Angst? Ekel oder Mitgefühl, Liebe,

Schuld? Was immer Sie auch empfinden, lassen Sie es raus. Gehen Sie in Dialog mit Ihrem Schattengefühl, egal welche Worte Sie nutzen. Sagen Sie ihm, was sie schon immer mal loswerden wollten.

9. Fragen Sie Ihr Schattengefühl, wofür es da ist, welchen Zweck es erfüllt, welche Aufgabe es in Ihrem Leben erfüllt. Lassen Sie sich den Nutzen zeigen, die positive Seite davon.
10. Fragen Sie nun Ihre Schattenseite nach ihren Bedürfnissen, auch sie darf ihr Herz ausschütten. Hören Sie ihr liebevoll und aufmerksam zu. Sprechen Sie Ihrem Schattengefühl nun Lob und Anerkennung aus.
11. Teilen Sie Ihrer Schattenseite mit, wie sehr sie Ihr Leben behindert. Sagen Sie ihr, dass Sie sie ehren und loben, aber dass sie Sie oft einschränkt und Sie gerne mehr Unterstützung von ihr in Ihrem Leben hätten.
12. Fragen Sie die Schattenseite, was sie von Ihnen braucht: Was brauchst du genau? Wie oft brauchst du das? Für wie lange?
13. Bitten Sie Ihre Schattenseite abschließend um Verzeihung, dass Sie sie bisher nur mit begrenzter Wahrnehmung gesehen haben. Und vielleicht können Sie Ihre Schattenseite in Gedanken umarmen und sich bei ihr bedanken. Lassen Sie Liebe in jede einzelne Zelle Ihres Körpers einströmen.
14. Kommen Sie wieder zurück in den gegenwärtigen Moment und gehen Sie wieder Ihrem Alltag nach.

TEIL 2:

INDISCHE GOTTHEITEN UND GEFÜHLE

Am liebsten würden wir nur aus guten Gefühlen bestehen. Wir möchten immer glücklich, immer gut gelaunt, immer liebenswert und immer offen sein. Wir möchten nicht so ängstlich, nicht so wütend, weniger traurig und noch weniger eifersüchtig oder neidisch sein. Mit einem solchen Anspruch erwarten wir zu viel von uns, kritisieren uns dafür, wenn wir gierig oder gelangweilt sind, uns schämen oder feige reagieren. Als Bestrafung für all diese Gefühle behandeln wir uns schlechter als jeden anderen Menschen.

Viel zu selten erkennen wir, dass all dies zum Leben dazugehört: Ungeduld, Jähzorn, Angst, Gier, Neid, Überempfindlichkeit. Manchmal sind es die kleinen Zugeständnisse an unsere eigenen Gefühle, die unser Herz weiter werden lassen. Diese Momente können uns helfen, uns selbst zu verzeihen, Hoffnung zu schöpfen, Mitgefühl zu entwickeln und letztendlich Frieden zu schließen mit uns selbst und Frieden zu finden in uns selbst.

ENTGEGENGESETZT – UND DOCH VERBUNDEN

Der Yoga geht auch davon aus, dass das Wechselspiel zwischen hell und dunkel, positiv und negativ erst die Existenz des Lebens bedingt. Sind wir uns dieses Wechselspiels bewusst, betrachten wir das Leben nicht mehr als widersprüchlich, sondern erkennen, dass alles dazugehört. Dann erkennen wir, dass wir uns auch nicht mehr von unseren Gefühlen abspalten müssen, sie nicht mehr länger unterdrücken brauchen und sie auch nicht weiter als Hindernis auf unserem spirituellen Weg betrachten sollten. Dann erkennen wir, dass gute und schlechte Gefühle zusammengehören und einfach Teil des Lebens sind. Sie gehören zum Leben und zum Menschsein dazu. Weitergefasst und größer gedacht können wir sie dann sogar als etwas Göttliches erkennen und erfahren – ohne uns mit ihnen zu identifizieren oder vollkommen in ihnen zu verlieren. Deshalb ordnet die indische Philosophie die wichtigsten Gefühle indischen Gottheiten zu.

UNWISSENHEIT ÜBERWINDEN

In der Bhagavad Gita erscheint der Gott Krishna seinem Schüler Arjuna als Wagenlenker und lehrt ihn den Weg des Yoga, der darauf abzielt, die Schwelle der Unwissenheit zu übertreten und den Schleier der Trennung ganz bewusst zu lüften, um zu erkennen, dass unser innerstes Wesen tiefer Frieden ist. Die Körperübungen sind eine Möglichkeit. Die Meditation, Atemübungen und der Rückzug der Sinne bieten einen anderen Zugang, um dafür zu sorgen, dass wir unseren Gefühlen, Gedanken und Körperempfindungen nicht vollkommen ausgeliefert sind. Solche Übungen führen den Geist in die Stille und machen es uns möglich, hinter den Schleier der Illusion zu schauen und unser wahres göttliches Wesen zu erkennen.

So wie Krishna dem Krieger Arjuna zur Seite steht, so können die verschiedenen Götter uns übrigens auch zur Seite stehen. Ein Meister hat einmal gesagt, dass die Götter nur darauf warten, dass wir sie um Hilfe rufen! Sie sind für uns alle jederzeit da. Ich persönlich bin dieser Aufforderung gefolgt und beziehe die Gottheiten deshalb in meine Yogapraxis mit ein. Yoga, hier besonders der Bhakti-Yoga, ist ein wunderschöner Weg, um die Götter ins eigene Herz aufzunehmen. Im Mittelpunkt stehen hierbei die eigenen Gefühle. Im Schutz der Götter ist es leichter, sich den eigenen negativen und belastenden Gefühlen zuzuwenden, sie anzunehmen und dann aufzulösen. Wir können unsere Angst, Wut, Traurigkeit und unseren Zorn somit als Chance nutzen. Positive Gefühle hingegen unterstützen unser spirituelles Wachstum und erweitern unser Bewusstsein. Aber sie alle sind Weg und Ziel zugleich. Wenn wir die Gefühle in einem Ritual anbeten, ein Mantra rezitieren oder eine Gottheit visualisieren, richten wir unseren Geist automatisch auf das Göttliche aus und können uns so von den Ketten unseres eigenen Karmas befreien. Es heißt, dass wir uns durch die Hingabe an das Göttliche automatisch mit den Gottheiten verbinden und sie uns ihre Energie zur Verfügung stellen. Sie unterstützen uns darin, uns von negativen Gefühlen wie Wut, Hass, Angst und Scham zu befreien und sie in positive Gefühle wie Liebe und Freude zu transformieren.

Egal, ob Krishna, Saraswati, Ganesha oder Lakshmi – von ihnen geht eine magische Kraft aus. Sie verzaubern die Menschen und wer die Götter um Rat bittet, der weiß, wie gut es tut, wenn sie einen Menschen mit ihren Kräften unterstützen. Sie alle können uns als göttlicher Ausdruck der Gefühle darin unterstützen, besser mit ihnen umzugehen und die Gefühle, die uns daran hindern, den Geist zur Ruhe kommen zu lassen, zu transformieren und heilvolle Bewusstheit zu entwickeln. Denn: Bewusstheit ist überall und immer da – nur du alleine entscheidest, wohin du sie lenkst und wie du sie nutzt.

330 MILLIONEN GÖTTER FÜR DAS GLÜCK

So faszinierend die indischen Gottheiten auf uns wirken, so schwierig ist es für viele Menschen, sich im Götterhimmel zurechtzufinden. In den indischen Mythen spricht man von insgesamt 330 Millionen Göttern. Diese Zahl steht natürlich eher symbolisch für die Vielzahl der Götter, die für unseren Verstand nicht fassbar ist. Dieser möchte alles systematisieren, verstehen und in eine Logik hineinpressen. Das aber lassen die indischen Gottheiten bewusst nicht zu. Und somit ist es fast so, als würden sie unseren Verstand durch ihre zahlreichen Erscheinungsformen an der Nase herumführen. Unser Herz hingegen hat mit dem Facettenreichtum kein Problem. Es kann, wie so viele Inder es auch heute noch tun, einen Hauptgott verehren und trotzdem Rituale für Ganesha, Vishnu oder Krishna ausführen, wenn die Situation danach verlangt.

Aber sie alle weisen auf die Einheit hin, die allem Sein und allen Erscheinungsformen zu Grunde liegt und auch unser Wesen ausmacht. So wie die Gottheiten, so stammen auch wir aus dieser Einheit und befinden uns auf unserer spirituellen Reise auf dem Weg dorthin zurück. Ob bewusst oder unbewusst, es ist der Wunsch eines jeden Wesens, aus dem Gefühl der Trennung und der Dualität zurückzukehren in die Einheit, auf der alles basiert.

ALLES KOMMT UND GEHT

Die indischen Gottheiten repräsentieren auf der einen Seite Qualitäten wie Liebe, Mitgefühl und Weisheit. Gleichzeitig deuten sie aber auch auf universelle Prinzipien hin. Um diese Prinzipien zu wissen, ist sehr hilfreich für den Umgang mit den eigenen Gefühlen.

Alles im gesamten Universum durchläuft den Kreislauf des Werdens und des Vergehens. Dieser Kreislauf wird als *Samsara* bezeichnet. Auf der Ebene der Gottheiten spiegelt er sich als Trimurti wieder. Die drei Gottheiten Brahma, Vishnu und Shiva bilden als Schöpfer, Erhalter und Zerstörer die wichtigste Dreieinigkeit und repräsentieren sichtbar die wichtigsten kosmischen Prinzipien: Schöpfung, Bewahrung und Zerstörung. Repräsentiert wird Trimurti durch eine dreiköpfige Figur oder durch drei Götter, die nebeneinander stehen. Sie können nicht getrennt voneinander betrachtet werden, genauso wenig wie Geburt, Leben und Tod. Da die meisten Menschen jedoch am Leben festhalten und vor allem die Vergänglichkeit schwer ertragen können, leiden sie. Das Ziel des spirituell Suchenden besteht also darin, sich aus diesem Kreislauf zu befreien.

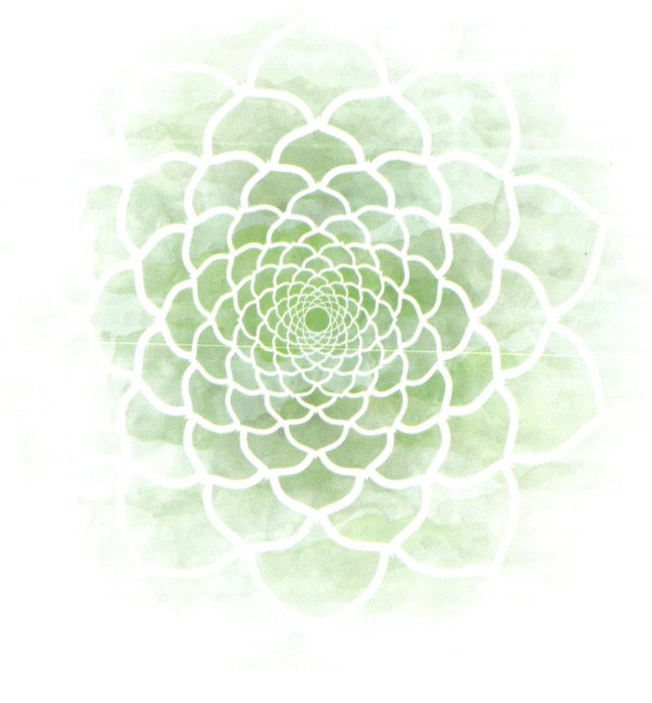

VISHNU – DER BEWAHRER

Der Gott Vishnu hat viele Namen: Hari, Vishvarupa (der in vielen Gestalten erscheint), Bhagavan (der Erhabene) und Jaganath (Herr der Welten). Vishnu, der Gott, der alles durchdringt, gilt als die vielschichtigste Gottheit. Bereits in den Veden wird Vishnu als Gott des Lichts, der Sonne oder des unendlichen Raums beschrieben. Im Rigveda, dem Schöpfungsmythos der Veden, ist er der Gott der Rituale.

Vishnu bildet zusammen mit Brahma und Shiva eine sogenannte Trimurti, eine göttliche Dreiheit: Er ist der Erhalter der göttlichen Ordnung zwischen Brahma, dem Schöpfer, und Shiva, dem Zerstörer. Deswegen wird er auch gerne als der Erhalter und Schützer des Universums bezeichnet. Seine Gefährtin ist Lakshmi.

Auf Abbildungen wird Vishnu häufig mit vier Händen dargestellt, die er im *abhaya mudra,* der Segensgeste, hochhält. In seinen Händen hält er vier Sachen: Muschelhorn *(shank),* Keule *(gada),* Feuerrad/Diskus *(sudarshan chakra)* und Lotusblüte *(padma),* die auch manchmal nur als Zeichnung in der Handfläche dargestellt wird.

Diese vier Aspekte stehen für Balance zwischen der Schöpfung (Lotusblüte und Muschelhorn) und Zerstörung (Keule und Diskus), Balance zwischen dem Grobstofflichen (Keule und Lotusblüte) und dem Feinstofflichen (Diskus und Muschelhorn).

Damit Vishnu die kosmische Ordnung erhalten kann, muss er sich immer wieder in unterschiedlichsten Formen inkarnieren. Deshalb erscheint er mal als Mensch und mal als Tier.

Die zehn Hauptinkarnationen von Vishnu

1. Matsya Avatar: Fisch.
2. Kurma Avatar: Schildkröte.
3. Varaha Avatar: Eber.
4. Narasimha Avatar: ein Zwitter zwischen Mensch und Löwe.
5. Vamana Avatar: ein Zwerg, der zum Riesen werden kann.
6. Parashurama: Rama mit dem Pflug.
7. Rama: ein Held aus dem Epos Ramayana.
8. Krishna: die Gottheit in der Bhagavad Gita.
9. Buddha: im Hinduismus ein Bruder Krishnas.
10. Kalki: die zukünftige Inkarnation Vishnus, die auch als Erlöser bezeichnet wird.

Häufig wird Vishnu zusammen mit Adisesha, der Weltenschlange, dargestellt. Auf manchen Abbildungen liegt er ruhend auf der Schlange und schwimmt mit ihr auf dem Weltozean.

So wie Vishnu als Inkarnation Krishna seinen Schüler Arjuna auf dem Weg zur Erleuchtung begleitet hat, so begleitet er die menschlichen Seelen auf ihrem Weg zur inneren Freiheit. Als unendliche Wonne, die höchste Wahrheit und als bester Freund ihres Herzens schenkt er den Menschen Lebenskraft, Mitgefühl und Allwissenheit. Er steht für Freude, Liebe, uneigennütziges Denken und Engagement. Er ist der Gott der Karma – Yogis – jener Yogis, die ihre Arbeit uneigennützig in den Dienst für das Göttliche stellen.

Die vier **Hauptqualitäten** von Vishnu sind: Mitgefühl, Allwissenheit, Macht, Lebenskraft.

Das **Mantra** von Vishnu lautet: Om Namo Bhagavate Vasudevaaya.

Das **Chakra,** das Vishnu zugeordnet wird, ist das zweite, das Sakral- oder Sexualchakra im Unterleib zwischen Kreuzbein und Schambein.

Vishnu als höchster Gott und Hüter der heiligen Eigenschaften Allwissenheit, Lebenskraft, Macht und Mitgefühl kann Sie maßgeblich darin unterstützen, Gefühle wie Schuld, Scham, Traurigkeit und Neid zu transformieren. Um so mächtige Gefühle wie diese umwandeln zu können, braucht es Mitgefühl. Allen voran steht hier das Selbstmitgefühl.

Selbstmitgefühl zu entwickeln, fällt den meisten Menschen eher schwer. Wir lieben Gott und die Welt, unterstützen die, die wir lieben von ganzem Herzen, nur uns selbst gegenüber sind wir häufig hart und unnachgiebig. Für unsere „negativen" Gefühle schämen wir uns. Begegnen wir uns selbst mit Mitgefühl, wird das Leben leichter und der Umgang mit schwierigen Gefühlen wird möglich. Öffnen wir unser Herz auch für andere Menschen, können wir denen, die wir verurteilen, kritisieren, ablehnen oder schlimmer noch stigmatisieren oder bekämpfen, mit Mitgefühl begegnen und sie so sein lassen, wie sie sind.

Der Dalai Lama hat einmal gesagt, dass alle Menschen gleich sind, in dem Sinne, dass wir alle glücklich und frei von Leid sein wollen. Indem wir mit anderen fühlen, realisieren wir, dass wir nicht wirklich getrennt von anderen sind, und indem wir mit uns selbst fühlen, können wir uns als Teil einer großen Familie, als Weltenbürger begreifen. In der Metta-Meditation (s. S. 56) werden die „Vier himmlischen Verweilzustände" – liebevolle Güte, Mitgefühl, mitfühlende Freude und Gleichmut – kultiviert und als hilfreiches Mittel gegen Angst eingesetzt.

Als Gott des Erhaltens kann Vishnu uns helfen, mehr Verantwortung zu übernehmen für unser eigenes Handeln gegenüber der Erde, unserer Umwelt und unseren

Mitmenschen. Dass die Natur sowie sozial schwache, kranke und alte Menschen mehr denn je Hilfe brauchen, ist offensichtlich. Und dass wir als Spezies nur überleben werden, wenn wir gemeinsam daran arbeiten, dass wir die Erde erhalten, ist wohl auch deutlich geworden. Entwickeln wir mit Vishnus Hilfe die Qualitäten des Bewahrens und des Mitgefühls, dann wird es uns gelingen, die Erde als einen wunderschönen Planeten zu erhalten, auf dem die Menschen in Frieden leben können.

RITUALE UND MEDITATIONEN MIT VISHNU

Mit Vishnu fördern Sie Ihr Mitgefühl und Ihr Einfühlungsvermögen und befreien sich von Engstirnigkeit und Groll.

MORGENRITUAL MIT VISHNU

Beginnen Sie den Tag mit einer Meditation, die Sie Vishnu widmen.

1. Bauen Sie einen kleinen Altar auf, auf den Sie ein Bild von Vishnu und eine Kerze stellen.
2. Zünden Sie die Kerze an, brennen Sie ein Räucherstäbchen an und kreisen Sie damit ein paar Mal um das Bildnis von Vishnu und widmen Sie ihm diese Meditation im Geiste.
3. Rezitieren Sie (im Idealfall) 108-mal das Mantra „Om Namo Bhagavate Vasudevaaya“. Nehmen Sie hierfür eine Mala, auf der 108 Perlen oder Samen aufgereiht sind.
4. Schließen Sie nach der Rezitation die Augen und stellen Sie sich vor, wie Vishnu nun Ihre Schuld- oder Schamgefühle, Ihre Traurigkeit transformiert. Mitgefühl können Sie dadurch kultivieren, dass Sie sich vorstellen, dass von Vishnus Herz Mitgefühl und Liebe in Ihr Herz strömten und es Ihnen möglich machten, sich selbst Mitgefühl zu schenken oder aber für andere Menschen Mitgefühl zu empfinden.

HERZMEDITATION

Diese Meditation hilft Ihnen, sich über Vishnu mit Ihrem eigenen Herzen zu verbinden. Sein unendliches Mitgefühl für alle Wesen kann Sie darin unterstützen, Ihr Herz wieder für sich selbst zu öffnen und Mitgefühl für sich selbst zu empfinden und zu kultivieren. Diese Meditation ist besonders dann empfehlenswert, wenn Sie einen zu hohen Anspruch an sich selbst haben, unter Leistungsdruck stehen oder sich für etwas verurteilen, was Sie getan oder unterlassen haben, und nicht darüber hinwegkommen.

1. Bauen Sie sich wieder einen kleinen Altar auf, auf dem ein Bildnis von Vishnu steht. Machen Sie eine Kerze an und räuchern Sie den Platz kurz.

2. Kommen Sie dann in eine aufrechte Sitzhaltung und legen Sie eine Hand vor Ihr Herz oder legen Sie Ihre Hände ins Anjali Mudra, d. h. bringen Sie beide Hände vor Ihrer Brust zusammen.
3. Betrachten Sie das Bildnis von Vishnu und versuchen Sie, mit der göttlichen Energie Vishnus in Kontakt zu kommen.
4. Konzentrieren Sie sich auf den Herzraum von Vishnu und gehen Sie dann auch mit Ihrem eigenen Herzen in Kontakt.
5. Stellen Sie sich vor, wie grünes, warmes Licht von Vishnus Herz aus in Ihr eigenes strömt.
6. Spüren, fühlen und merken Sie, wie die warme, strahlende Energie des Mitgefühls nach und nach Ihr Herz immer mehr erfüllt.
7. Genießen Sie dieses warme Gefühl und lassen Sie zu, dass es sich nach und nach immer weiter in Ihrem Körper ausbreitet und jede Zelle Ihres Körpers von dieser Energie erfüllt wird.
8. Probieren Sie aus, wie es sich anfühlt, wenn Sie jetzt lächeln.
9. Vielleicht möchten Sie diese Meditation an dieser Stelle beenden. Dann schließen Sie die Augen und spüren Sie der Wärme und Zärtlichkeit des Mitgefühls noch ein paar Augenblicke nach.
10. Vielleicht aber möchten Sie das Mitgefühl auch noch in die Welt schicken, weil Sie merken, dass von Vishnu über Ihr Herz unendlich viel Liebe in die Welt strömen möchte. Dann nehmen Sie die Hand von Ihrem Herzen und lassen Sie das Mitgefühl hinausströmen in die Welt.
11. Beenden Sie die Meditation mit einer Verneigung vor Ihrem eigenen Herzen und vor Vishnu und kehren Sie wieder in den Alltag zurück.

BRAHMA – DER SCHÖPFER

Brahma ist der Schöpfergott, der dem Mythos zufolge aus einem Ei oder einem Lotus schlüpfte und danach in seinen Gedanken die Welt erschuf. Die ältere Version ist die des Ur-Eis, das sich aus einem Samen entwickelte, den Brahma selbst ins Wasser gelegt hatte, das er zuvor erschaffen hatte. Er hat sich also selbst erschaffen und deswegen trägt er auch die Beinamen „derjenige, der aus sich selbst entstanden ist" oder „derjenige, der ohne Mutter und Vater geboren wurde".

Nachdem Brahma ein Millennium im Ei verbracht hatte, zerbrach er es mit seinen Gedanken, wobei die Hälften zu Himmel und Erde wurden. Erst später kam der Mythos vom Lotus auf, der aus dem Nabel Vishnus wuchs und aus dessen Kelch Brahma entsprang. In beiden Versionen ist Brahma die Verkörperung der Weltseele, die den Wunsch hatte, sich in der Schöpfung zu manifestieren. Aus seinen Gedanken heraus entstanden auch viele Kinder, die später zu den Urvätern der Menschheit oder zu den großen Weisen wurden. Nachdem Brahma die Welt erdacht hatte, wozu auch die Tier- und Pflanzenwelt gehört, fehlte noch das weibliche Prinzip, um überhaupt mit der Erschaffung der Lebewesen beginnen zu können. Daher entnahm er sich einen Teil und erschuf Shatarupa, die erste Frau, über die Widersprüchliches insofern berichtet wird, als dass sie einmal seine Frau und einmal seine Tochter ist.

Das Shakti-Prinzip

Wichtig ist, dass mit Shatarupa die kosmische, weibliche Kraft Shakti entstand, die sich in Form von Saraswati (Brahmas Gemahlin), der Göttin der Weisheit und Schöpfungskraft, manifestierte und in allen anderen großen und bekannten Hindu-Göttinnen: Die Shakti von Vishnu ist Lakshmi, die Shakti von Shiva ist Durga oder Kali, die Shakti von Ganesha ist Siddhi usw. Shakti, die kosmische Energie, aus der auch die Emotionen bestehen, verteilt sich auf drei universelle Grundkräfte, die man auch bei der Trimurti wiederfindet: Schöpfung, Erhaltung und Zerstörung. So schließt sich der Kreis, wenn es heißt: Brahma Shakti ist die schöpferische Kraft, Vishnu Shakti die bewahrende und Shiva Shakti die zerstörerische, auflösende Kraft. Shakti ist die Energie, die das Göttliche *(brahman)* als Manifestation in der Schöpfung zum Ausdruck bringt. Ohne diese Shakti-Energie würde das Göttliche nicht manifestiert und ausgedrückt, aber andererseits könnte Shakti ohne dieses zugrundeliegende Göttliche auch nicht existieren. Zugleich erzeugt diese schöpferische Energie die Täuschung *(maya)*, die das der Schöpfung zugrundeliegende, unwandelbare, eigenschaftslose, unbewegliche Göttliche verbirgt.

Aus diesem Begriff Shakti, Synonym für die kosmische, weibliche Energie, die Ur-Mutter, entwickelte sich die Shiva-Shakti-Philosophie: das männliche und das weibliche Prinzip, das Yang und das Yin, der ruhende Pol Shiva (reines Bewusstsein) und das Sich-Verändernde Shakti (Universum). Gleichzeitig manifestieren sich beide Energien in uns, im Individuum: Shakti als Lebensenergie, Persönlichkeit, Psyche und Körper, und Shiva als ewiges Bewusstsein.

Hier liegen die Verbindungen zum Yoga sowohl in Richtung Hatha-Yoga als auch zum Kundalini-Yoga und zur Tantra-Philosophie. Manches klingt für unsere Ohren widersprüchlich, doch für Hindus sind die unterschiedlichen Auslegungen von Shivas und Shaktis Symbolik verständlich, weil für sie alles in allem enthalten ist ...

Brahma hat vier Köpfe und vier Arme, um in alle Himmelsrichtungen zu blicken und die Veden in seinen vielen Händen zu halten. Seine Gemahlin ist Saraswati und sein Begleittier ist Hamsa, eine weiße Wildgans oder ein Schwan. Brahma ist der Herr der Götter und ihr Lehrer und steht deshalb ein bisschen über allen anderen Göttern.

Weil Brahma hauptsächlich Pranayama übt und über die Welt meditiert, heißt es auch, dass die ganze Schöpfung ein Traum von Brahma ist. Sein Blick sieht in die Vergangenheit, Gegenwart und Zukunft. Schließt er seine Augen, hört die Welt auf zu existieren, öffnet er sie wieder, nimmt die Welt erneut Gestalt an. Sein Mund formte den ersten Klang; und ein Tag in seinem Leben ist ein ganzer Schöpfungszyklus, der Tausenden von Millionen Menschenjahren entspricht.

Weitere Namen Brahmas

1. Nabhija – aus dem Nabel geboren.
2. Kanja – im Wasser geboren.
3. Padma-ja – aus dem Lotus geboren.
4. Svayambhu – aus sich selbst existierend.
5. Prajapati – Herr der Geschöpfe.
6. Hamsa-vahana – der den Schwan reitet.

Da für die Hindus die Schöpfung nun existiert, wird Brahma kaum mehr verehrt und es gibt nur noch zwei Tempel, die ihm geweiht sind. Der Legende zufolge verfluchte seine erste Frau Saraswati ihn aus Eifersucht, weil er nicht auf sie gewartet hatte, und bestrafte ihn so mit dem Schicksal des Vergessenwerdens. Aber weil er zu den Hauptgöttern zählt, möchte ich ihn hier nicht unerwähnt lassen und ihn nicht vergessen.
Auch Brahma hat natürlich Gegenstände mit Symbolkraft: Der Wasserkrug steht für alles Leben, das aus dem Wasser entstanden ist; der Löffel symbolisiert die Opfergabe oder das Opfer schlechthin; dazu noch ein Zepter, einen Bogen und ein Buch, einen Lotus und eine Gebetsschnur, deren Perlen für die Zeit stehen. Was er in welcher Hand hält, ist nicht festgelegt, manchmal formt eine Hand auch nur ein Mudra, das entweder die Geste der Wunscherfüllung oder der Ermutigung beziehungsweise der Angstlosigkeit bedeutet.

Körperlich wird er meist als reifer, bärtiger Mann dargestellt – der Bart symbolisiert Weisheit – mit rötlich-gelb-goldener Haut, der auf einem Lotus sitzt oder steht. Und er trägt im Gegensatz zu den meisten andern Gottheiten keine Waffe.

Einer Legende zufolge hatte Brahma ursprünglich fünf Köpfe, doch weil er sich als hochmütig entpuppte und gegenüber Vishnu darauf bestand, der Größte zu sein, schlug Shiva ihm einen Kopf ab. Seine in Kreuzform angeordneten vier Gesichter, von denen meist nur drei abgebildet sind, stehen für die vier Veden oder die vier Himmelsrichtungen und zeigen, dass die Zahl Vier eng mit Brahma verbunden ist. So kannst du, wenn du willst, auch diesem Gott gedenken, indem du bei deinem Ritual für eine andere Gottheit, vier Dinge ausrichtest oder hinstellst.

Doch da Brahma auch die Quelle der Kreativität und Schöpferkraft sowie der Schutzherr von Künsten und Kunstfertigkeiten ist, bietet es sich an, auch ihm zumindest eine Meditation zu widmen.

Die **Hauptqualitäten** von Brahma sind: Meditation, Kreativität und Schöpfung.

Das **Mantra** von Brahma lautet: Sat Chid Ekam Brahma.

Das **Chakra,** das Brahma zugeordnet wird, ist Muladhara, das erste oder Wurzelchakra, am Ende der Wirbelsäule zwischen Steißbein und Damm.

Brahma kann Sie darin unterstützen, mehr Freude zu fühlen und Urvertrauen zu entwickeln.

RITUALE UND MEDITATIONEN MIT BRAHMA

Brahma wird in den heiligen Schriften als Quelle der Inspiration, der Schöpferkraft und der Kreativität bezeichnet. Wenn wir über Brahma meditieren, werden wir schneller Zugang zu diesen Kräften bekommen. Besonders hilfreich ist eine Meditation über Brahma dann, wenn wir uns von alten Verhaltensweisen und störenden Emotionen befreien wollen. Die Identifikation mit diesen Emotionen führt häufig dazu, dass wir uns auf eine festgefahrene Weise verhalten und nicht in der Lage sind, aus dem alten Fahrwasser herauszutreten. Brahma unterstützt unseren Wunsch, uns von Altem zu lösen. Er hilft uns, wenn wir wachsen möchten, das Alte hinter uns lassen wollen. Dann schenkt er uns das nötige Vertrauen und schenkt uns Kraft und Energie.

MORGENMEDITATION MIT BRAHMA

Beginnen Sie den Tag mit einer Meditation, die Sie Brahma widmen.

1. Bauen Sie einen kleinen Altar auf, auf den Sie ein Bild von Brahma und eine Kerze stellen.
2. Zünden Sie die Kerze an, brennen Sie ein Räucherstäbchen an und kreisen Sie damit ein paar Mal um das Bildnis von Brahma und widmen Sie ihm diese Meditation im Geiste.
3. Rezitieren Sie (im Idealfall) 108-mal das Mantra „Om Sat Chid Ekam Brahma". Nehmen Sie hierfür eine Mala, auf der 108 Perlen oder Samen aufgereiht sind.
4. Schließen Sie nach der Rezitation die Augen und stellen Sie sich vor, wie Brahma Sie nun darin unterstützt, Urvertrauen und Willenskraft zu entwickeln und all das loszulassen, was Sie zukünftig nicht mehr brauchen, oder sich von all dem zu lösen, was Sie daran hindert, innerlich frei zu sein.

Urvertrauen können Sie dadurch kultivieren, dass Sie sich vorstellen, dass von Brahmas Herz Liebe, rote strahlende Lebensenergie und Kreativität in Ihr Herz strömen.

VERBINDUNG MIT BRAHMAS ENERGIE

Über das Muladhara- oder Wurzelchakra können wir uns mit der Energie Brahmas verbinden. Es liegt am unteren Ende der Wirbelsäule und steht für die Qualitäten Kreativität, Urvertrauen und Lebenswille. Die Aktivierung dieses Chakras und darüber die Verbindung mit Brahmas Energie hilft uns, die Klarheit zu entwickeln, die wir brauchen, um weise Entscheidungen zu treffen, die es braucht, wenn wir einen Neuanfang wagen wollen.

1. Sie liegen entspannt auf dem Rücken.
2. Ziehen Sie nun beide Beine an und umfassen Sie die Knie mit beiden Händen. Ziehen Sie die Beine möglichst nah zur Brust.
3. Heben Sie gleichzeitig den Kopf und versuchen Sie, Ihre Stirn so nah wie möglich an die Knie zu bringen.
4. Versuchen Sie, in dieser Stellung siebenmal ein- und auszuatmen.
5. Anfangs ist diese Stellung vielleicht etwas ungewohnt und es wird vielleicht etwas Übung erfordern, bis Sie siebenmal hintereinander atmen können. Sollte es Ihnen zu Beginn Schwierigkeiten bereiten, dann atmen Sie so oft wie möglich ein und aus, machen Sie eine kurze Pause und wiederholen Sie die Übung dann so lange, bis Sie die sieben Atemzüge vollzogen haben.
6. Konzentrieren Sie sich bei der Übung auf das Wurzelchakra am unteren Ende des Steißbeins und stellen Sie sich vor, dass Sie sich über dieses Chakra mit der Energie Brahmas verbinden und diese aufnehmen.

MEDITATION MIT DEM BECKEN

Die folgende Meditation stärkt das Wurzelchakra und unterstützt Sie dadurch ebenfalls, eine Verbindung mit Brahma aufzunehmen und diese Energie zur Stärkung des Urvertrauens zu nutzen. Die Meditation eignet sich auch für den Morgen, um dann gestärkt in den Tag zu gehen.

1. Setzen Sie sich bequem und gleichzeitig aufrecht auf den Boden.
2. Schließen Sie die Augen und spüren nach unten in Ihr Becken.
3. Werden Sie sich seiner Form bewusst, die einer Schale gleicht.
4. Spüren Sie – so gut Sie können – die Wände dieser Schale, die gebildet werden aus dem knöchernen Beckenring, dem Kreuzbein und der Unterbauchdecke.

5. Spüren Sie auch hinunter zum Boden der Schale, dem Beckenboden und nehmen Sie diesen bewusst wahr.
6. Machen Sie sich Ihren Beckenboden so detailliert wie möglich bewusst und versuchen Sie, Ihre Wahrnehmung dort zu steigern.
7. Wenn Sie sich dort kaum oder nur undeutlich wahrnehmen, machen Sie sich keine Sorgen. Das wird sich ändern, wenn Sie diese Übung öfter machen, und sie werden lernen, die Muskeln des Beckenbodens zu nutzen.
8. Stellen Sie sich nun Ihren Beckenraum ganz deutlich als Schale vor, in der ordentlich übereinander die Organe des Unterbauchs ruhen.
9. Stellen Sie sich weiter vor, wie die knöchernen Wände und der muskulöse Boden diese Organe tragen und schützen.
10. Gehen Sie nun mit Ihrer Aufmerksamkeit zum Schließmuskel des Afters und stellen Sie sich vor, wie er nach hinten mit einem Band am Steißbein befestigt ist.
11. Ziehen Sie nun ausatmend Ihren Afterschließmuskel kräftig zusammen und lösen Sie einatmend die Spannung. Wiederholen Sie diesen Wechsel von Anspannung und Lösung im Rhythmus Ihres Atems.
12. Beobachten Sie dabei, ob das Steißbein durch den Zug dieses Bandes mitbewegt wird, wenn Sie den Beckenboden zur Mitte hin anspannen und wenn Sie die Anspannung wieder lösen zurück.
13. Machen Sie sich bewusst, wie Sie durch diese Übung das Wurzelchakra stärken und sich darüber mit der Energie Brahmas verbinden können.
14. Vielleicht spüren Sie nach und nach, wie sich auch das Kreuzbein und damit der untere Rücken mitbewegen: mit der Anspannung nach hinten/außen und mit dem Lösen wieder nach vorne/innen.
15. Kehren Sie dann mit Ihrer Aufmerksamkeit langsam wieder in den Raum zurück, öffnen Sie vorsichtig die Augen und strecken Sie sich.

ENERGIE IM BECKENBODEN AUFBAUEN

1. Setzen Sie sich bequem und gleichzeitig aufrecht auf den Boden.
2. Als Erstes reiben Sie bei geschlossenen Augen Ihre Hände zusammen, bis etwas Wärme entsteht.
3. Halten Sie Ihre Hände dann so, dass die einander zugewandten Handinnenflächen etwa zehn Zentimeter voneinander entfernt sind.
4. Konzentrieren Sie sich nun auf den Raum zwischen Ihren Händen.

5. Bewegen Sie die Hände dann etwas auseinander und wieder zueinander hin und versuchen Sie, die Energie zwischen den Händen wahrzunehmen.
6. Gehen Sie dann mit Ihrer Aufmerksamkeit zum Becken und zwar zu den Sitzhöckern. Zwischen diesen beiden Knochenvorsprüngen, auf denen wir vorzugsweise sitzen, liegt ein Großteil der Beckenbodenmuskulatur.
7. Stellen Sie sich vor, dass hier die Energie genauso fließt wie zwischen Ihren Händen.
8. Kehren Sie dann mit Ihrer Aufmerksamkeit langsam wieder in den Raum zurück, öffnen Sie langsam die Augen und strecken Sie sich.

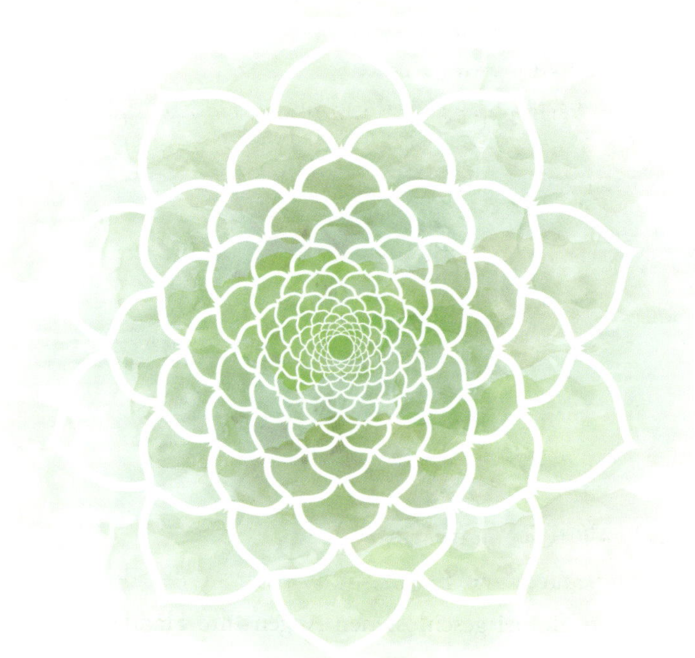

SHIVA – DER ZERSTÖRER

Neben Vishnu und Brahma gehört Shiva zu den Hauptgöttern der hinduistischen Götter-Trinität. Shiva ist die Ursache der Schöpfung. Ohne ihn kann kein neuer Schöpfungszyklus beginnen. Zusammen mit den beiden anderen stellt er die drei fundamentalen Kräfte des Lebens und der Natur dar: Schöpfung, Erhaltung, Zerstörung. Sein Name wird mit „der Liebevolle" oder „der Glücksverheißende" übersetzt. Shiva gilt als der facettenreichste Gott im indischen Pantheon. In 24 verschiedenen Erscheinungen kann er auftreten: Die Bandbreite seiner Manifestationen reicht vom yogischen Asketen bis hin zum heißblütigen Verführer. Dann wieder erscheint er als Lebemann mit einem Hang zur Ekstase und einer Vorliebe für Opium und Haschisch. Andererseits zeigt er sich aber auch als verantwortungsvoller Familienvater. Doch egal, in welcher Form er auftritt, immer sind es Erhabenheit und Gleichmut, die ihn auszeichnen.

Verheiratet ist er mit Parvati und seine Söhne sind Ganesha und Subrahmanya. Parvati war jedoch nicht seine erste Frau. Sati war Shivas große Liebe und nach ihrem Tod war er blind vor Schmerz, sodass Sati als Parvati inkarnierte und zu ihm zurückkam.

Er wohnt auf dem Kailash, dem heiligen Berg im Himalaya, und symbolisiert den Uryogi, dessen Trommelklang den Menschen zur Vervollkommnung drängt. Sein Reittier ist der Stier Nandi. Shiva hat den Menschen den Hatha-Yoga geschenkt und wird deshalb besonders von vielen Yogis geliebt und verehrt. Im Yogasitz meditierend findet man ihn bereits auf Abbildungen, die ca. 5000 Jahre alt sind. Im Shivaismus wird er als die wichtigste Manifestation des Höchsten verehrt.

Ähnlich wie Vishnu hat auch Shiva viele verschiedene Namen. Sie beziehen sich jeweils auf ein Attribut von ihm. Im Shiva-Purana, den wichtigsten heiligen Schriften des Hinduismus, hat er 1008 Namen. Darin wird er als Mahadeva bezeichnet, der große Gott, oder Bhairava, der Schreckliche, sowie als Rudra, der Wilde, und als Shankara, der segensreich Wirkende. Im Rigveda wird noch nicht von Shiva gesprochen, wohl aber von Rudra.

Shivas Kraft ist jene pure Lebenskraft, die notwendig ist, um Altes zu transformieren. Denn nur wenn Altes zerstört oder losgelassen wird, kann Neues entstehen. Wenn auch Sie sich bewusst machen, dass nichts beständig ist und Shiva Sie darin unterstützt, den Weg frei zu machen für Neues, dann können Sie ihn einladen und sich von ihm unterstützen lassen. Das Wissen um die Vergänglichkeit muss nicht dazu führen, dass wir darunter leiden. Das Wissen darum kann uns viel eher darin unterstützen, dass wir Verluste nicht so persönlich nehmen!

Auch in solchen Zeiten, in denen wir leiden, kann uns Shiva dabei helfen, Zuversicht zu entwickeln. Denn auch das Dunkle ist vergänglich. Auch der Schmerz, die

Trauer und die Wut werden vergehen. Je mehr wir sie zulassen, desto eher können sich wieder positive Gefühle zeigen.

Als Uryogi zeigt Shiva Ihnen, wie Sie die Dualität überwinden und selbst in tiefen Krisen innerlichen Frieden erlangen, kultivieren und behalten können.

Shiva wird meistens als sehr schön und jung dargestellt. Er hat vier Arme und drei Augen. Heilige Asche wurde über seinen ganzen Körper geschmiert. Er hat langes, filziges Haar und an seinem Kopf entspringt der lebensspendende Fluss Ganges. Bezeichnend ist auch das dritte Auge auf seiner Stirn. Es symbolisiert die höchste Erkenntnis, die sich enthüllt, wenn der Schleier der Illusion gelüftet wird. Die Halbmondsichel in seinem Haar steht für das lineare Zeiterleben, dass Shiva überwunden hat.

In zweien seiner Hände trägt er einen Dreizack und eine Trommel. *Damuru,* die sanduhrförmige Handtrommel, symbolisiert den Urrhythmus des Entstehens und Vergehens. *Trisula,* der Dreizack, steht für die drei *gunas,* die grundlegenden Prinzipien der Urelemente und der gesamten Natur: *Tamas* beinhaltet Trägheit, Dunkelheit; *rajas* Unruhe, Bewegung; *sattva* Licht, Reinheit und Harmonie. Die anderen beiden Hände hält er als Mudras für *abhaya* (Schutz) und *varada* (Gewährung von Wohltaten).

Die **Hauptqualitäten** von Shiva sind: freundlich, wohlwollend, heilsam, segensreich, glücklich, lieb, gut, erhaben und gleichmütig.

Das **Mantra** von Shiva lautet: Om Namah Shivaya.

Das **Chakra,** das Shiva zugeordnet wird, ist das Scheitel- oder Kronenchakra oben auf beziehungsweise über dem Kopf.

Als Gott der Zerstörung lassen sich besonders hartnäckige negative Gefühle mit ihm transformieren. Aber auch Wut, Neid, Trauer und Scham können mit seiner Hilfe überwunden werden. Er bietet ideale Unterstützung, wenn es um Umwandlung und Neubeginn geht.

RITUALE UND MEDITATIONEN MIT SHIVA

Shiva kann Ihnen helfen, *Samadhi* oder höchste Glückseligkeit zu erlangen. Er unterstützt Sie dabei, sowohl Lebensfreude als auch innere Stille zu finden. Können wir uns gleichmütig zwischen diesen Polen hin- und herbewegen, so leben wir erfüllt und zufrieden und sind nicht abhängig von äußeren Umständen.

Shivaratri-Ritual – Heilige Nacht Shivas

Shivaratri gilt als einer der heiligsten Feiertage der Hindus. Die Festlichkeiten dauern mehrere Tage. Das Hauptfest findet in einer Nacht Ende Februar/Anfang März statt, das jeweils aktuelle Datum finden Sie im Internet. In dieser Nacht wirkt die Energie Shivas noch intensiver und er kann Sie noch mehr in Ihrer Absicht unterstützen, das loszulassen, was Sie hinter sich lassen möchten.

Es heißt, dass Shiva an Shivaratri aus seiner tiefen Meditation erwacht und in der Lage ist, jede Art von Schmerz, Angst, Depression, Verstrickung etc. aufzusaugen und zu transformieren. Er verschmilzt in dieser Nacht mit allen Menschen, deren Herz offen ist.

Die unten beschriebene Morgenmeditation können Sie auch gut in der Nacht von Shivaratri ausführen. Stellen Sie sich vor, dass er Ihnen in dieser Nacht ganz besonders viel Energie schenkt, um alle dunklen und störenden Gefühle loszulassen und zu transformieren.

MORGENMEDITATION MIT SHIVA

Beginnen Sie den Tag mit einer Meditation, die Sie Shiva widmen.

1. Bauen Sie einen kleinen Altar auf, auf den Sie ein Bild von Shiva und eine Kerze stellen.
2. Zünden Sie eine Kerze an und brennen Sie ein Räucherstäbchen an und widmen Sie ihm diese Meditation im Geiste.
3. Rezitieren Sie (im Idealfall) 108-mal das Mantra „Om Namah Shivaya". Nehmen Sie hierfür eine Mala, auf der 108 Perlen oder Samen aufgereiht sind.
4. Schließen Sie nach der Rezitation die Augen und stellen Sie sich vor, wie Shiva Ihnen dabei hilft, Gleichmut zu entwickeln und all das loszulassen, was Sie zukünftig nicht mehr brauchen, oder wie Sie sich von all dem lösen, was Sie daran hindert, innerlich frei zu sein. Gleichmut können Sie dadurch kultivieren, dass Sie sich vorstellen, dass von Shivas Herz Gleichmut und Leichtigkeit in Ihr Herz strömen.

MEDITATION DES LOSLASSENS

1. Finden Sie einen ruhigen Platz und setzen Sie sich in einer bequemen Position hin. Vielleicht wollen Sie diese Meditation vor Ihrem kleinen Altar machen.
2. Entspannen Sie sich.
3. Machen Sie sich den Aspekt bewusst, den Sie mit Hilfe dieser Meditation loslassen möchten. Vielleicht ist es ein Gefühl, dass Sie hemmt. Zum Beispiel Eifersucht,

Neid oder Wut. Oder es ist ein Mensch, eine Sache oder ein Umstand, von dem Sie sich befreien möchten. Vielleicht trauern Sie einer alten Liebe nach oder möchten sich aus einer Beziehung oder einem Arbeitsverhältnis lösen, trauen sich aber nicht wirklich, weil Sie nicht wissen, was Sie in der Zukunft erwartet.

4. Stellen Sie sich vor, dass Sie einatmend die Kraft und Energie Shivas aufnehmen. Ausatmend gelingt es Ihnen, loszulassen, was loszulassen ist.
5. Atmen Sie so lange ein und aus, bis Sie sich freier, wohler oder gelassener fühlen. Sollten Gefühle von Trauer oder Abschiedsschmerz, von Angst oder Zweifel auftauchen, so lassen Sie all diese Gefühle zu, ohne sich vollkommen von ihnen übermannen zu lassen.
6. Atmen Sie weiterhin tief ein und aus.
7. Wenn Sie das Gefühl haben, dass es Ihnen für den Moment reicht oder Sie vollkommen loslassen konnten, dann beenden Sie diese Meditation mit einer tiefen Verneigung vor dem, was Sie hinter sich gelassen haben.
8. Ist Ihnen ein vollkommenes Loslassen noch nicht gelungen, dann wiederholen Sie diese Meditation in den folgenden Tagen oder Wochen. Machen Sie sie immer wieder, ohne sich dafür zu verurteilen, dass es vielleicht länger dauert, als Sie sich wünschen.

LAKSHMI – DIE GÖTTIN DER FÜLLE

Als Göttin der Fruchtbarkeit und der Gesundheit steht Lakshmi für die Fülle des Seins auf allen Ebenen. Sie repräsentiert die Schönheit, das Glück und den Reichtum sowie die göttliche Fülle. Allerdings ist hiermit nicht nur gemeint, dass wir besser verdienen werden, in einem großen Haus leben und schöne Reisen machen werden. Es geht auch und ganz besonders um die körperliche und geistige Gesundheit. Und natürlich um den inneren Reichtum, den wir nur dann erkennen, indem wir uns nach Innen richten.

Als Prinzip der gütigen und liebenden Mutter wird sie von den Indern besonders dafür verehrt, dass sie alle Wesen liebt und schützt. Sie segnet diejenigen, die ihr huldigen, mit Wohlstand, mentaler Kraft und geistiger Stärke. Manchmal wird sie dargestellt, wie Wasser oder Reichtum aus ihren Händen regnen; denn Wasser ist als Symbol der Fruchtbarkeit eine Voraussetzung für Fülle. Lakshmi wurde „aus dem Ozean geboren", was einer ihrer weiteren Namen ist – und vielleicht erinnert dich das an Aphrodite oder Venus, der die gleichen Eigenschaften zugeschrieben werden.

Als Göttin für Reichtum, Fülle und Glück wird sie in Indien fast überall verehrt und speziell ihr zu Ehren gibt es im September/Oktober viele Zeremonien, die nach vierzehn Tagen im berühmten *Diwali*-Lichterfest enden (der Termin richtet sich am Vollmond aus). Während des Diwalifestes herrscht in Indien ein Ausnahmezustand: Die Freude und Überschwänglichkeit zu Ehren Lakshmis sind überall auf den Straßen zu sehen und wirken sehr ansteckend.

Lakshmi ist die Gattin Vishnus und in ihrer Wirksamkeit nicht zu unterschätzen. Sie steht für den weiblichen göttlichen Pol, ohne den die männliche Energie völlig wirkungslos ist. Die Rigveda bezeugt die Kraft Lakshmis und nennt sie den „Sitz" des Herrschers. Nur durch ihre Gegenwart erhält Vishnu seine Handlungsfähigkeit und Macht. Als Gemahlin Vishnus ist Lakshmi ebenfalls in der Lage, ihre Gestalt beliebig zu ändern, je nach Avatar oder Inkarnation Vishnus. Philosophisch gesehen, repräsentiert die göttliche Mutter den Shakti-Aspekt (s. S. 86).

Lakshmi kann man gut erkennen, da sie entweder auf einem Lotus steht oder sitzt und vier Arme hat: Zwei zeigen in der Regel nach unten und segnen die Erde, zwei zeigen nach oben und empfangen den göttlichen Segen. Außerdem kann sie eine oder zwei Lotusblüten halten, eine Muschel, eine Frucht oder ein Gefäß mit dem Nektar der Götter, Symbol für Unsterblichkeit. Sie trägt eine Art Brustgeschirr, was sie von ähnlich anmutenden Bildern, die Parvati darstellen, unterscheidet. Auch ihr zur Seite sieht man Tiere, so meistens zwei Elefanten, die das Wasser der Fülle über sie ausgießen; und ein Adler ist ihr Reisetier, manchmal auch eine Eule.

Die **Hauptqualitäten** von Lakshmi sind: Glück, Schönheit, Harmonie, materieller und spiritueller Reichtum und Selbstlosigkeit.

Das **Mantra** von Lakshmi lautet: Om Shri Mahalakshmi-yai Namaha.

Das **Chakra,** das Lakshmi zugeordnet wird, ist Anahata, das vierte oder Herzchakra.

RITUALE UND MEDITATIONEN MIT LAKSHMI

Lakshmi kann Sie darin unterstützen, Ihre Herzqualitäten zu erweitern, das Licht in Ihrem Herzen zu vergrößern und in die Welt hinauszuschicken, damit mehr Menschen die Energie des Mitgefühls und des Glücks empfangen. Sie entspricht dem Gefühl Freude und der Liebe, dadurch überwinden Sie Trauer und Dunkelheit.

MORGENMEDITATION MIT LAKSHMI

Beginnen Sie den Tag mit einer Meditation, die Sie Lakshmi widmen.

1. Setzen Sie sich vor ein Bild von Lakshmi. Ideal ist ein Altar, auf dem das Bildnis der Göttin steht und eine Kerze brennt.
2. Zünden Sie ein Räucherstäbchen an und kreisen Sie einige Mal um das Bildnis von Lakshmi und widmen Sie ihr im Geiste diese Meditation.
3. Rezitieren Sie (im Idealfall) 108-mal das Mantra „Om Shri Mahalakshmi-yai Namaha". Nehmen Sie hierfür eine Mala, auf der 108 Perlen oder Samen aufgereiht sind.
4. Schließen Sie dann die Augen und stellen Sie sich vor, wie Lakshmi Ihnen dabei hilft, Ihr Herzchakra zu aktivieren und Ihr Herz zu öffnen, damit das Glück fließen kann und materieller und spiritueller Reichtum zu Ihnen kommen kann.

DAS HERZ ÖFFNEN

1. Nehmen Sie auf einem Stuhl Platz. Setzen Sie sich dabei so hin, dass Sie vorne auf der Stuhlkante sitzen und nur die hintere Hälfte des Gesäßes auf der Sitzfläche aufliegt.
2. Die Beine stehen parallel und senkrecht, sodass das Kniegelenk sich über dem Fußgelenk befindet und die Füße ganzflächig Kontakt zum Boden haben.
3. Ihr Oberkörper ist aufgerichtet, die Wirbelsäule in einer geraden Linie, der Brustkorb gehoben, die Schultern entspannt. Ihre Arme hängen entspannt und Ihre Hände liegen ebenfalls entspannt auf Ihren Oberschenkeln. Die Augen sind geschlossen.

4. Atmen Sie nun tief und entspannt durch die Nase ein und aus und richten Sie Ihre Aufmerksamkeit dabei auf Ihr Herzchakra und visualisieren Sie Ihr Herz, ohne den Atemrhythmus zu ändern.
5. Atmen Sie nun mit dem verbundenen Atem, d. h. dass zwischen Ein- und Ausatmen keine Pause entsteht, und bleiben Sie trotzdem mit Ihrer Aufmerksamkeit bei Ihrem Herzen. Sie brauchen den Atem weder zu beschleunigen noch Druck auszuüben. Atmen Sie natürlich und gleichzeitig verbunden weiter.
6. Stellen Sie sich nun vor, dass Sie sich mit Lakshmi verbinden und sie Ihr Herzchakra reinigt. Mit dem Ausatmen verlassen all die Unreinheiten und all die Verletzungen Ihren Körper, die sich in Ihrem Herzen angesammelt haben.
7. Wenn Sie das Gefühl haben, dass Ihr Herz gereinigt ist, dann stellen Sie sich während des Atmens vor, wie die klare, reine Energie von Lakshmi sich in Ihrem ganzen Körper verteilt und diesen mit Wärme erfüllt.
8. Wenn Sie die Übung beenden, bleiben Sie noch ein paar Momente mit geschlossenen Augen sitzen und versuchen Sie, den Kontakt zu Lakshmi und natürlich auch zu Ihrem Herzen zu halten.

HERZATMUNG

Die folgende Übung geht ursprünglich auf die buddhistische Drei-Lichter-Meditation zurück, kann Sie aber ebenfalls darin unterstützen, sich mit der Energie von Lakshmi zu verbinden.

1. Sie sitzen, wie auch bei den anderen Meditationen, aufrecht mit geradem Rücken und geschlossenen Augen da.
2. Richten Sie Ihre Aufmerksamkeit nun wieder auf Ihr Herzchakra und atmen Sie dort mit dem verbundenen Atem (s. o.) hinein. Auch bei dieser Übung bleibt die Aufmerksamkeit die ganze Zeit auf den verbundenen Atem gerichtet.
3. Wenn Sie das Gefühl haben, dass Sie mit Ihrem Atem verbunden sind und dieser fließt, dann stellen Sie sich Lakshmi vor, die vor Ihnen steht oder sitzt. Stellen Sie sich nun weiter vor, wie vom Herzchakra der Lakshmi ein grünes Licht ausgeht und in Ihr eigenes Herz strahlt. Verbunden mit einem Gefühl der Wärme spüren Sie, wie sich alle störenden Gefühle und emotionalen Schmerzen in Ihrem Herz auflösen.
4. Mit dem Ausatmen verlassen alle diese dunklen Gefühle und Schmerzen Ihren Körper, während Sie mit dem verbundenen Atem weiteratmen.

5. Wenn Sie das Gefühl haben, dass Ihr Herz nun gereinigt ist, breitet sich das Gefühl der Wärme auf Ihren Brustraum aus und verteilt sich nach und nach in Ihrem ganzen Körper.

6. Bleiben Sie abschließend noch einige Momente mit geschlossenen Augen sitzen und genießen Sie das Gefühl des reinen Herzens und der emotionalen Wärme, die sich nun abschließend in jeder Zelle Ihres Körpers manifestiert.

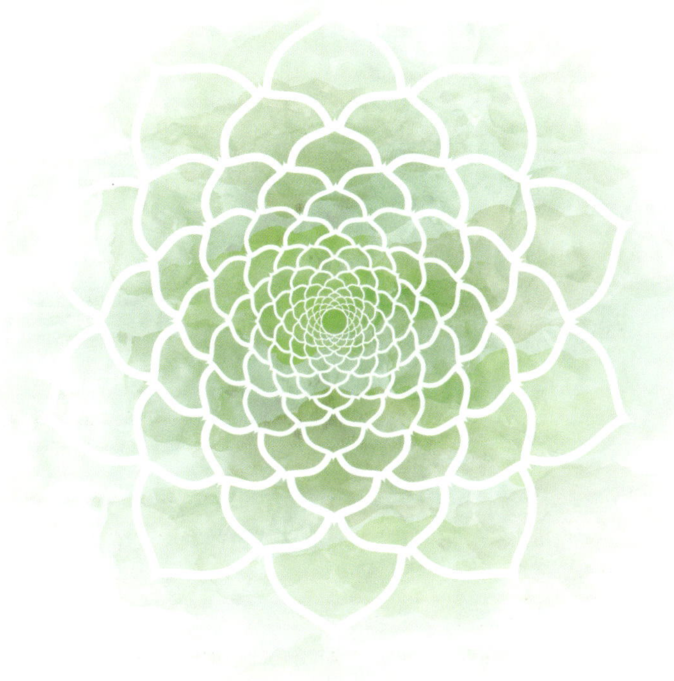

PARVATI – GÖTTIN DER LIEBE, HINGABE UND FRUCHTBARKEIT

Die Gattin Shivas ist die schillerndste „Persönlichkeit" unter den Göttinnen. Nicht nur hat sie wie Shiva beide Aspekte von Erhaltung und Zerstörung, sie tritt auch in mehreren Inkarnationen auf: Die bekanntesten sind Kali und Durga.

Parvati heißt übersetzt, „Tochter der Berge"; und im Himalajagebirge begegnet sie dem Mythos nach, dem trauernden Shiva, der wegen des Todes seiner großen Liebe Sati zutiefst betrübt ist, sich der Askese hingibt und die Welt um sich herum vergisst. Um von ihm bemerkt zu werden, übt sie sich selbst mehr als tausend Jahre (manchmal heißt es auch eine Million Jahre) in Askese, bis er sie als Inkarnation Satis erkennt und sie gemeinsam meditieren. In der gemeinsamen Meditation erschaffen sie eine so hitzige und starke Kraft, dass ein Feuerball aus kosmischer Energie entsteht, den selbst der Gott des Feuers, Agni, nicht ertragen kann. Nach der Hochzeit zieht sich das göttliche Paar in den Kailash zurück und beginnt ein so heftiges und langes Liebesspiel, dass der Himalaja und der ganze Kosmos davon erschüttert werden – bis die Götter die beiden unterbrechen.

Die Leidenschaft der beiden Liebenden und das starke sexuelle Moment zeigen sich in vielen Dingen. Oft sieht man Abbildungen von einem Mann-Frau-Wesen, das die Verschmelzung von Shiva und Parvati symbolisiert – ebenfalls in Form von Yoni und Lingam. In den heiligen Schriften des Hinduismus, den Puranas, stellen Shiva und Parvati die Idealisierung eines Paares und des Ehelebens dar. Die Fruchtbarkeit des Götterpaars zeigt sich in ihren sechs Kindern. Einer Geschichte zufolge soll Parvati diese so sehr geliebt haben, dass sie alle so zusammengedrückt hat, dass sie zu einem Kind mit sechs Köpfen verschmolzen. Und so wird berichtet, dass es auf alle Fälle zwei Söhne gibt: den sechsköpfigen Skanda (oder Kriegsgott Karttikeya) und den elefantenköpfigen Ganesha.

Parvati, die Tochter des Berggottes Himavat – seine andere Tochter ist Ganga, die Flussgöttin –, repräsentiert aber auch alle wohlwollenden Aspekte von Shakti, dem ewig Weiblichen: vollendete Hingabe, unendliche Mutterliebe (lebensspendende, lebenserhaltende Übermutter) und zugleich aktive, schöpferische Kraft. Parvati ist der weibliche Aspekt des Universums und setzt damit die geistige Macht Shivas in Materie um. Oft wird von der Dreiheit Shiva–Parvati–Ganesha als göttlicher Familie berichtet.

Ursprünglich war ihr äußeres Erscheinungsbild das einer Frau mit dunkler Haut, sitzend oder stehend auf einem Lotus, in der rechten Hand eine Lotusblüte und in alten Abbildungen oft mit nackten Brüsten, in neuzeitlichen eher angezogen und reich geschmückt und trägt Rot. Ihr Reittier ist der Löwe. Sie hat zwei Arme, wenn sie zusammen mit Shiva und auch Ganesha (als Familie) abgebildet ist, aber auch bis zu vier Arme und Hände, wenn sie allein steht; dann formen sich die unteren Hände zu Mudras von Schutz und Gnade. Man sieht auch oft die gleichen Gegenstände bei ihr wie bei Shiva: Muschel, Krone, Dreizack, Mala oder Stachel.

Dem Mythos zufolge hat Parvati wie Shiva die Fähigkeit, sich in verschiedenen Inkarnationen über die Erde zu bewegen. Mit ihrer ursprünglich dunklen Haut fand sich Parvati nicht sehr attraktiv und bat Brahma um Hilfe. Dieser entzog ihr die Dunkelhäutigkeit und daraus entstand Kali, und ab da war Parvati auch Gauri, die Goldhäutige.

Die **Hauptqualitäten** von Parvati sind: Liebe, Hingabe, Sanftmut, Güte, und Sexualität.

Das **Mantra** von Parvati lautet: Om Parvati Ananda-ma, Kali Durga Namo Namah, Om Namah Shivaya, Namah Shivaya

Das **Chakra,** das Parvati zugeordnet wird, ist Swadhisthana, das zweite oder Sakral- beziehungsweise Sexualchakra. Sein Sitz ist im Unterleib zwischen Kreuzbein und Schambein.

RITUALE UND MEDITATIONEN MIT PARVATI

Parvati kann Sie darin unterstützen, Ihr Selbstvertrauen zu stärken, Ihre Hingabequalitäten zu erweitern, Ihre Treue zu festigen, Ihren Idealismus zu vergrößern und Ihre spirituelle Kraft zu vertiefen.

ABENDMEDITATION MIT PARVATI

Beenden Sie den Tag mit einer Meditation für Parvati.

1. Setzen Sie sich vor ein Bild von Parvati. Schön ist es, wenn Sie einen Altar haben, auf dem eine Kerze brennt und ein Bildnis der Göttin steht.
2. Widmen Sie Parvati im Geiste diese Meditation und rezitieren Sie (im Idealfall) 108-mal das Mantra „Om Klemme Parvati-yai Namaha“. Nehmen Sie hierfür eine Mala, auf der 108 Perlen oder Samen aufgereiht sind.
3. Schließen Sie dann die Augen und stellen Sie sich vor, wie Parvati Sie darin unterstützt, Ihr Sakralchakra zu öffnen, damit ein Gefühl von Geborgenheit und Geduld wachsen kann.

DAS SAKRALCHAKRA AKTIVIEREN

Für diese Sitzhaltung benötigen Sie ein Meditationskissen. Das Becken sollte höher sein als die Knie, dadurch erleichtern Sie die gerade Aufrichtung der Wirbelsäule.

1. Setzen Sie sich auf Ihr Kissen und strecken Sie Ihre Beine aus.
2. Winkeln Sie dann ein Bein an und ziehen Sie das Bein so weit als möglich zum Körper heran.
3. Legen Sie jetzt das andere Bein davor.
4. Nehmen Sie nun die aufrechte Sitzhaltung ein.
5. Schließen Sie die Augen und versuchen Sie, sich ganz bewusst in dieser Körperhaltung wahrzunehmen.
6. Konzentrieren Sie sich nun auf Ihr Sakralchakra und atmen Sie tief und bewusst dort hinein. Achten Sie darauf, dass Sie nach jedem Ausatmen eine kurze Pause einlegen.
7. Atmen Sie ganz ruhig und regelmäßig in Ihr Chakra hinein und versuchen Sie wahrzunehmen, wie die Region um Ihre Geschlechtsorgane weiter, wärmer und heller wird.
8. Lassen Sie alle Gedanken, Gefühle und Fantasien aufsteigen und stellen Sie sich vor, wie Ihre Atmung sie wieder auflöst. Nehmen Sie dabei alles, was aufsteigt, einfach wahr, ohne es zu bewerten oder unterdrücken zu wollen.

VERBINDUNG MIT PARVATI

1. Sie liegen entspannt auf dem Rücken. Die Arme liegen neben dem Körper, die Augen sind geschlossen. Die Schultern liegen ebenfalls ganz entspannt am Boden, der Unterkiefer ist locker.
2. Bringen Sie nun die Fußsohlen zusammen, wobei die Knie einfach nach rechts und links fallen.
3. Die Beine und das Becken sind entspannt.
4. Atmen Sie nun ganz entspannt und locker in Ihr Sakralchakra ein und aus. Nach dem Ausatmen folgt wieder eine kurze Pause.
5. Stellen Sie sich nun vor, wie Sie sich mit der Energie Parvatis verbinden und mit jedem Einatmen die Farbe Orange in Ihr Sakralchakra fließt und es reinigt.
6. Mit jedem Ausatmen verlassen graue, alte, verbrauchte Luft sowie negative Gedanken und Gefühle Ihren Körper.
7. Lassen Sie wieder alle Gedanken, Gefühle und Fantasien zu, ohne sie zu bewerten. Unterdrücken Sie nichts.

8. Stellen Sie sich vor, wie sich alle Gedanken wieder auflösen, nachdem sie aufgetaucht sind.
9. Bringen Sie Ihre Aufmerksamkeit immer wieder zum Atem und zum Sakralchakra zurück, ohne sich ablenken zu lassen.
10. Am Ende der Übung legen Sie die Beine wieder parallel nebeneinander und spüren einen Moment nach und genießen, wie die kraftvolle Energie Parvatis sich im ganzen Körper ausbreitet und Sie mit vitaler Lebensenergie erfüllt.

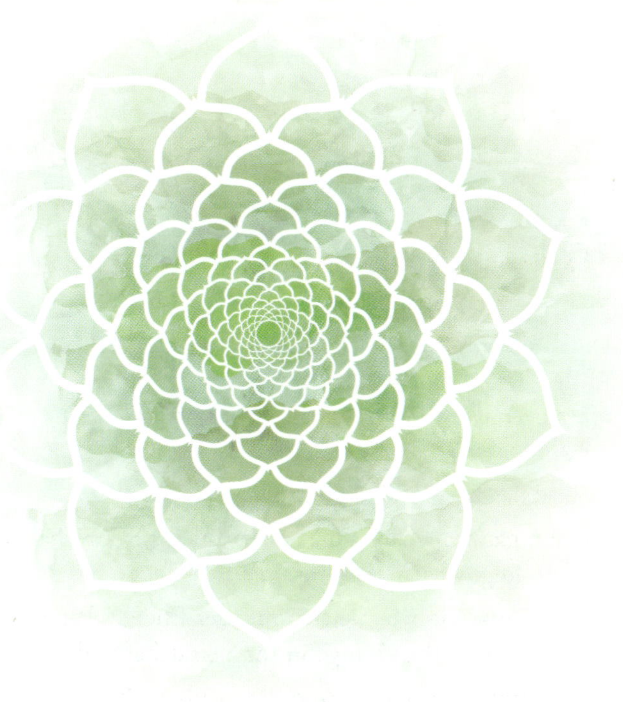

KALI – DIE GÖTTIN DES TODES

Kali soll aus der Dunkelhäutigkeit (Symbol für das Dunkle beziehungsweise die dunkle Seite) von Parvati entstanden sein – es wird aber auch berichtet, dass sie die Verkörperung von Durgas Zorn ist. Das heißt, die Steigerung von Durga ist Kali. Kalis Zerstörungskraft macht sie nicht nur zu einer Todesgöttin, wie es oft heißt, sondern sie ist auch die Beschützerin der Menschen. Ihre Energie zerstört die Dämonen und sorgt für die Auflösung des Universums. Doch darin liegen Neubeginn, Transformation und Erlösung. Denn als weibliche Universalenergie bleibt sie die Mutter, die Leben schenkt, aber in ihrem Fall auch nimmt. Und für die Hindus hilft Kali so auch, den Kreislauf der Wiedergeburt, das Samsara, zu beenden.

Durch Zerstörung von ungesunden Bindungen, Illusionen und negativen Kräften wird uns der Weg wieder frei gemacht, uns weiterzuentwickeln und unseren Geist zu befreien. Wie Durga so wird auch Kali eher unabhängig und für sich allein stehend gesehen, als Göttin, die keinen männlichen Gegenpart braucht.

An ihrem Äußeren ist Kali sofort zu erkennen: Sie ist nicht nur schwarzhäutig und glutäugig, sondern streckt auch ihre rote Zunge raus, um noch furchterregender zu wirken, was für Rajas steht, das aktive Prinzip in der Natur. Ihrem dritten Auge auf der Stirn entgeht nichts und alle drei Augen zusammen sehen gleichzeitig in die Vergangenheit, Gegenwart und Zukunft. Der abgeschlagene Schädel in ihrer Hand und die Schädelkette um ihren Hals werden üblicherweise als Zeichen für den Tod interpretiert; doch darüber hinaus stehen sie für die Zerstörung des Egos. Sie holt mit einer Sichel aus, die Symbol für Ernten, Töten und das Ende des Lebens ist, aber zugleich auf die Zeit verweist, die vernichtet wird.

Kali wird auch die Göttin der Zeit genannt und damit ist sie auch die Herrin des Wandels und der Veränderung, die im Extrem zu völliger Leere und Transzendenz führen. Was im übertragenen Sinn für uns bedeuten: Mit Kali überwinden wir dunkle Zeiten.

Die **Hauptqualitäten** von Kali sind Weisheit: Wissen und Handeln sowie Durchsetzungsvermögen.

Das **Mantra** von Kali lautet: Om Krim Kalikayai Namaha.

Das **Chakra,** das Kali zugeordnet wird, ist Manipura, das dritte oder Solarplexus- beziehungsweise Bauchchakra.

Die Göttin Kali lässt keine Ausflüchte gelten, sie trifft eine harte Unterscheidung in richtig oder falsch. Sie verlangt die Wahrheit. Und das kann manchmal durchaus schmerzhaft sein, weil sich Widerstände und Blockaden zeigen werden. Aber durch die Zerstörung des Unwahren, Oberflächlichen und Gewohnten entsteht Neues und beide Kräfte – das Negative und das Positive, das Alte und das Neue – machen Ängste und Wut bewusst, die unterdrückt sind; so kann die aufsteigende Angst vor Veränderung große Emotionen hervorrufen, aber auch den Weg frei machen, um gerade diese Gefühle zu feiern.

Mit Kali zu praktizieren bedeutet, sich auf ein radikales Einssein einzulassen, sich auf tiefste Weise der Wahrheit hinzugeben und den Puls des Lebens zu spüren.

MEDITATION MIT KALI

Kali steht für Tod und Erneuerung. Wann immer Sie sich von einer alten Gewohnheit, einem negativen Umstand oder einer schwierigen Emotion lösen möchten, so kann Kali Sie darin unterstützen.

1. Setzen Sie sich vor ein Bild von Kali. Schön ist es, wenn Sie einen Altar haben, auf dem eine Kerze brennt und ein Bildnis der Göttin steht.
2. Widmen Sie Kali im Geiste diese Meditation und rezitieren Sie (im Idealfall) 108-mal das Mantra „Om Krim Kalikayai Namaha“. Nehmen Sie hierfür eine Mala, auf der 108 Perlen oder Samen aufgereiht sind.
3. Schließen Sie dann die Augen und stellen Sie sich vor, wie Kali Sie darin unterstützt, Ihr Bauchchakra zu öffnen, damit Sie sich Ihrer eigenen Kraft und Unabhängigkeit bewusst werden können.

SARASWATI – DIE GÖTTIN DER WEISHEIT UND DES LERNENS

Saraswati ist die Gemahlin Brahmas (in manchen Legenden auch die Tochter von Shiva und Durga) und die Göttin für Kunst und Musik sowie die Mutter der Schöpfung und der Veden. In vielen Riten und Zeremonien wird sie auch als Flussgöttin verehrt. Das freie Fließen von Bewusstsein und Wissen, ihre Kunst der Sprache und die Fähigkeit zur Unterscheidung im Denken und Handeln machen Saraswati zu einer Göttin der Kreativität und höchster Weisheit.

Zusammen mit Brahma wird sie oft auch als Gayatri bezeichnet und das Gayatri-Mantra gehört zu den heiligsten Mantras in Indien. Es wird erzählt, dass Brahma sich in der Meditation teilte, um das weibliche Element in die Welt zu bringen. Einem anderen Mythos zufolge entstand Saraswati aus Brahmas Mund und ist damit buchstäblich die Verkörperung der Sprache.

Saraswati tritt ganz in Weiß – als Zeichen der Reinheit – auf, sitzend auf einer Lotusblüte, und ist leicht erkennbar durch das Musikinstrument in ihren Händen sowie an ihrer sehr weißen Haut, Symbol für ihr Wissen, als Gegensatz zum Dunkel der Unwissenheit. Hier kann man vielleicht auch eine Dreiheit erkennen, eine Trinität der drei göttlichen Farben: Lakshmi in Rot, Kali in Schwarz und das Weiß von Saraswati.

In den anderen zwei Händen hält sie eine Gebetsschnur und die heiligen Schriften der Veden. Oder sie bildet das Mudra *vitarka,* der Diskussion oder Argumentation, wobei sich Daumen und Zeigefinger zu einem Kreis formen. Dieses „Rad der Lehre" sieht man auch oft bei Buddha und es symbolisiert die Befähigung zum höchsten Lehrer.

Manchmal sieht man sie auch abgebildet mit den Gegenständen von Brahma oder Vishnu, da sie vor Brahma mit Vishnu verheiratet war. Ihr Begleittier ist meist ein Schwan, den wir ja schon kennen und der für absolutes Wissen steht, aber manchmal auch ein Pfau.

Die **Hauptqualitäten** von Saraswati sind: Weisheit, Unterscheidungskraft, Sprache, Argumentation, Kreativität.

Das **Mantra** von Saraswati lautet: Om Aim Saraswatyai Namaha.

Die **Chakras,** die Saraswati zugeordnet sind, heißen Vishuddha (fünftes Chakra) oder Kehlkopfchakra sowie Ajna (sechstes Chakra) oder Stirnchakra beziehungsweise „drittes Auge".

Saraswati kann Sie darin unterstützen, klarer in Ihrer Ausdruckskraft zu werden und Ihr Wahrheitsbewusstsein zu entwickeln oder zu verstärken, wenn Sie sich bei Ihren Übungen auf Vishudda, das Halschakra, konzentrieren, das Ihre Kommunikation und Ihre Sprache regiert. Wenn Vishudda blockiert ist, können Sie nämlich Ihren Geist nicht mir Ihrem Herzen verbinden und Sie können weder auf sich selbst, Ihre Intuition und innere Stimme hören noch auf andere Menschen.

Wenn Sie dagegen eine Eingebung, einen Plan brauchen, um aus einer Situation herauszukommen, etwas Neues zu beginnen oder eine Entscheidung zu treffen, dann kann Sie Saraswati mit Fokus aufs dritte Auge, Ajna, unterstützen. Weil sich im Stirnchakra die Energiebahnen Pingala und Ida vereinen, die die Pole Sonne und Mond, männlich und weiblich, Yin und Yang repräsentieren, ist die Meditation mit diesem Chakra sehr wirksam und kann die Dualität im Denken auflösen und zu tiefer Harmonie führen. Gleichzeitig wirkt die Energie über die hier verortete Hypophyse auf das Hormon- und Nervensystem, auf.

RITUALE UND MEDITATIONEN MIT SARASWATI

Saraswati steht für Weisheit und wird in Indien gerne angerufen, um besser lernen zu können. Wann immer Sie spüren, dass es in puncto Gefühle noch etwas zu lernen gibt, können Sie Saraswati anrufen. Sie wird Sie darin unterstützen, Weisheit zu erlangen.

MORGENMEDITATION MIT SARASWATI

1. Setzen Sie sich vor ein Bild von Saraswati und widmen Sie ihr Ihre morgendliche Meditation.
2. Rezitieren Sie (im Idealfall) 108-mal das Mantra „Om Aim Saraswatyai Namaha“. Nehmen Sie hierfür eine Mala, auf der 108 Perlen oder Samen aufgereiht sind.
3. Schließen Sie dann die Augen und stellen Sie sich vor, wie Saraswati Sie darin unterstützt, Weisheit zu erlangen.

Vasant Panchami – Das Fest der Fruchtbarkeit

Dieses Fest ist der Göttin Saraswati gewidmet, die nicht nur für Weisheit, sondern auch für Schönheit steht. Es läutet den Frühling ein und beginnt am fünften Tag des Hindumonats Magha, der in unserem Kalender den Monaten Januar und Februar entspricht. Wann der genaue Termin ist, können Sie im Internet erfahren. Besonders im Osten Indiens huldigt man der Göttin. Die Bräuche hierfür sind ganz unterschiedlich, aber eine Gemeinsamkeit besteht darin, dass die Frauen an diesem Tag senfgelbe Saris tragen, Musik gespielt und getanzt wird.

Wenn Sie dieses Fest zu Hause feiern möchten, dann laden Sie sich Freunde ein, dekorieren Sie die Räume in Gelbtönen, integrieren Sie gelb in Ihre Kleidung und stellen Sie eine Statue von Saraswati auf. Die Göttin fordert Sie auf, das Leben zu feiern und zu genießen. Freude darf dabei nicht fehlen. Persönlich können Sie sich auf das Fest vorbereiten, indem Sie auf Saraswati meditieren.

ATEMÜBUNG ZUR AKTIVIERUNG DES KEHLKOPFCHAKRAS

1. Sie sitzen aufrecht in Ihrer üblichen Meditationshaltung. Der Rücken ist aufgerichtet, die Augen geschlossen. Wenn Sie auf einem Stuhl sitzen, berühren die Füße den Boden ganzflächig.
2. Atmen Sie tief, aber trotzdem natürlich ein und aus, ohne zwischen Ein- und Ausatmen und zwischen Aus- und Einatmen eine Pause zu machen.
3. Nehmen Sie alle Gedanken und Gefühle, die auftauchen, wahr, ohne sie zu bewerten, zu unterdrücken oder sich damit zu identifizieren. Ihre ganze Aufmerksamkeit ist allein auf Ihren Atem gerichtet.
4. Konzentrieren Sie sich nun auf Ihr Kehlkopfchakra und stellen Sie sich vor, wie es mit jedem Einatmen weiter wird und die Atemluft mehr und mehr Raum hat, um sich auszudehnen. Diese Ausweitung passiert nicht mit Druck, sondern geht ganz harmonisch und liebevoll vonstatten.
5. Sie können sich auch vorstellen, dass Sie blaues Licht einatmen und dieses klare, reine blaue Licht Ihr Kehlkopfchakra reinigt. Alle Ängste, das Falsche zu sagen oder nicht verstanden zu werden, verlassen Ihren Körper mit jedem weiteren Atemzug.
6. Während Ihr Kehlkopf immer weiter wird, entspannen sich auch Ihre Stimmbänder sowie der ganze Hals, der Unterkiefer und der ganze Mund. Dadurch lösen sich auch hier alle Ängste und alle Störungen auf, die Ihre Rede und Ihre Kommunikation behindern.
7. Währenddessen bleibt Ihre Konzentration aber weiterhin auf den verbundenen Atem gerichtet.

8. Wenn Sie das Gefühl haben, dass Ihr Kehlkopfchakra gereinigt ist, können Sie sich vorstellen, wie sich die reine blaue Farbe nun nach und nach in Ihrem Körper ausbreitet. Nach und nach reinigt die blaue Farbe jede Zelle Ihres Körpers von alten Verletzungen, die durch Worte entstanden sind.
9. Bleiben Sie am Ende der Meditation noch einige Momente sitzen und spüren Sie nach, wie sich Ihr Körper nun anfühlt.

VERBINDUNG MIT SARASWATI

Die folgende Übung kann Sie darin unterstützen, sich mit der Energie von Saraswati zu verbinden und sich somit für ihre Weisheit zu öffnen.

1. Sie sitzen aufrecht, mit geradem Rücken und geschlossenen Augen da.
2. Atmen Sie tief ein und aus, ohne den Atem zu forcieren. Nach dem Einatmen machen Sie ein kurze Pause.
3. Konzentrieren Sie sich nun auf Ihr drittes Auge, während Sie weiteratmen.
4. Stellen Sie sich dabei Saraswati vor, die Ihnen auf gleicher Höhe gegenüber sitzt oder steht.
5. Stellen Sie sich nun vor, wie durch Saraswatis drittes Auge violettes Licht ausströmt, direkt in Ihr drittes Auge hinein, und Sie sich unmittelbar mit ihrer Energie verbinden.
6. Stellen Sie sich vor, wie das von Saraswati ausgehende violette Licht Ihr drittes Auge reinigt und alle Unklarheit verschwindet.
7. Sie können sich auch noch weiter vorstellen, wie dieses violette Licht Ihren ganzen Körper durchströmt und jede Zelle Ihres Körpers reinigt und dann mit dem Wissen von Saraswati erfüllt.
8. Während Sie diese Verbindung aufrechterhalten, atmen Sie weiterhin tief und bewusst ein und aus, ohne den Atem zu forcieren.
9. Nehmen Sie alle Gedanken, die auftauchen, wahr, ohne Sie zu bewerten, unterdrücken zu wollen, oder ohne sich damit zu identifizieren. Ihre ganze Aufmerksamkeit ist allein auf Ihren Atem gerichtet.
10. Verbeugen Sie sich am Ende der Übung innerlich vor Saraswati und danken Sie ihr dafür, dass sie Sie an ihrer Weisheit teilhaben lässt.
11. Kehren Sie dann mit Ihrer Aufmerksamkeit wieder vollkommen zu sich selbst zurück und verweilen Sie noch ein paar Momente bei Ihrem dritten Auge. Hat sich etwas verändert? Fühlen Sie sich klarer?
12. Spüren Sie dann auch noch einmal im Rest Ihres Körpers nach und genießen Sie das Gefühl der Klarheit, das Ihnen durch das violette Licht zuteil wurde.

HANUMAN – DER SOHN DES WINDS

Hanuman gehört wie Ganesha zu den Göttern, die halb Mensch und halb Tier sind. Er ist ein Affengott – Sohn des Windgottes Vayu, der ihm die Fähigkeit des Fliegens vererbt hat – und der hingebungsvolle Diener von Rama und Sita, die als Inkarnationen von Vishnu und Lakshmi gesehen werden. Hanuman selbst soll eine Inkarnation Shivas sein. In seiner selbstlosen Hingabe steht er gleichzeitig für bedingungslose Liebe und Leidenschaft, aber auch für Kraft, Ausdauer und Treue.

Er kann fliegen, sich vergrößern oder verkleinern und jede Gestalt annehmen, doch er kennt seine Fähigkeiten nicht und symbolisiert damit das noch nicht erwachte Bewusstsein über die eigene Stärke, das noch nicht geweckte Potenzial, das auch im Menschen schlummert. Hanuman verkörpert das Versprechen, dass wir durch tiefe Leidenschaft auf eine höhere Bewusstseinsebene gebracht werden können.

Sein Affenkopf sitzt auf einem muskulösen, gelblichen Körper, in der Regel mit zwei Armen, aber auch manchmal mit bis zu zehn und weiteren vier Köpfen (Adler, Eber, Pferd und Löwe – Inkarnationen Vishnus). Oft trägt er einen Berg auf seiner Hand, da er in den Bergen ein Heilkraut für die Verletzten suchte, aber nicht wusste, welches – und so brachte er gleich den ganzen Berg. Abbildungen, die darstellen, wie er sich die Brust aufreißt und sein Herz zeigt, demonstrieren seine große Liebe und Hingabe *(bhakti)* sowie seine Treue zu Rama und Sita.

Durch seine übermenschlichen Kräfte ist Hanuman der Schrecken der Dämonen und die Legenden über seine ungewöhnlichen Fähigkeiten und seine Heldentaten sind zahlreich in den Veden wiederzufinden. Seine Affengestalt und insbesondere auch seine übernatürlichen, magischen Kräfte *(siddhi)* machen ihn in Indien äußerst beliebt. Aber vor allem seine Hingabe zu Rama, der Inkarnation Gottes auf Erden, ist das, was in Hanuman verehrt wird.

Die **Hauptqualitäten** von Hanuman sind: Kraft, Hingabe, Gottesverehrung, Treue, Mut und Vertrauen.

Das **Mantra** von Hanuman lautet: Om Shri Hanumate Namaha.

Das **Chakra,** das Hanuman zugeordnet ist, ist Anahata, das vierte oder Herzchakra. Hanuman kann Sie dabei unterstützen, sich zu öffnen und hinzugeben bei allem, was Sie tun. Mit seinen Qualitäten können Sie die Leere in Ihrem Herzen füllen, Ihr Herz für die Liebe öffnen, Kummer, Schmerz und Verlust sowie das Gefühl des Getrenntseins überwinden. Mit Hanuman verlieren Sie die Angst vor Ihrer Verletzlichkeit und erringen den Mut, die Liebe in Ihr Herz zu lassen.

Anahata ist nicht nur das Herzchakra, es ist auch das Zentrum des Chakrasystems. Hier entspringt die universelle Liebe, jenseits eigennütziger Interessen. Anahata ist die Quelle des Mitgefühls und der tiefen Emotionen in einem höheren Bewusstseinszustand. Mit einem offenen Herzen sind Sie in der Lage, Ihr Yoga intensiver zu erleben und Ihre Meditation viel tiefer werden zu lassen. Und die Arbeit mit dem Herzchakra stärkt auch Ihr Immunsystem.

RITUALE UND MEDITATIONEN MIT HANUMAN

Hanuman ist der Sohn des Windgottes Vayu und verbindet uns mit Prana, der kosmischen Lebensenergie. Deshalb ist es besonders hilfreich, eine Atemübung zu machen, bevor Sie eine Meditation machen möchten. Besonders wirkungsvoll ist Kapalabhati, der sogenannte Feueratem.

DIE ATEMÜBUNG KAPALABHATI

Diese Übung reinigt den ganzen Körper und schenkt Ihnen neue Energie.

1. Kommen Sie für diese Übung in eine aufrechte Sitzhaltung.
2. Stellen Sie sich dann vor, Sie hätten auf Ihrer Oberlippe einen Staubfussel, den Sie loswerden möchten.
3. Dafür atmen Sie stoßartig durch die Nase aus.
4. Der Einatem erfolgt dann ganz von selbst.
5. Wiederholen Sie diese Atmung ohne Druck anfangs ca. 20-mal. Wenn Sie geübter sind, können Sie auf diese Art und Weise bis zu 100-mal den Atem ausstoßen.

Kapalabhati können Sie gut vor der Meditation machen. Wenn Sie also bereits vor Ihrem kleinen Altar Platz genommen haben, bietet es sich an, die Atemübung als Vorbereitung für die Meditation zu praktizieren.

MEDITATION MIT HANUMAN

1. Setzen Sie sich vor ein Bild von Hanuman. Schön ist es, wenn Sie einen Altar haben, auf dem eine Kerze brennt und ein Bildnis des Gottes steht.
2. Widmen Sie Hanuman im Geiste diese Meditation und rezitieren Sie (im Idealfall) 108-mal das Mantra „Om Shri Hanumate Namaha“. Nehmen Sie hierfür eine Mala, auf der 108 Perlen oder Samen aufgereiht sind.
3. Schließen Sie dann die Augen und stellen Sie sich vor, wie Hanuman Sie darin unterstützt, Mut und Hingabe zu entwickeln, damit Ihr Wachstum nicht durch Ungeduld blockiert wird.

GANESHA – DER ZERSTÖRER DER HINDERNISSE

Um den beliebten, elefantenköpfigen Gott ranken sich in Indien viele Mythen. Ursprünglich war er ein ganz normales Kind, ein Sohn von Parvati, den sie selbst erschaffen hatte. Durch ein Missverständnis wurde ihm von Shiva der Kopf abgeschlagen. Daraufhin setzte der Gott einen Elefantenkopf auf den Körper Ganeshas. Aber es gibt auch Richtungen, die in Ganesha einen Sohn Vishnus sehen. Aber egal, wie – Ganesha symbolisiert als Elefantengott Weisheit, Schläue und Intelligenz.

Für die Inder ist er ein großer Glücksbringer und darf daher in keinem Haus fehlen. Dargestellt wird er als etwas beleibter Gott, der damit auch Wohlstand und Fülle repräsentiert – denn ohne Weisheit und Wissen gelangt man auch nicht zu Wohlstand. Er wird auch gern angerufen, wenn es um die schönen Künste und die Wissenschaften geht oder um Geschäfte, die man erfolgreich abschließen möchte. Alle Widrigkeiten und Hindernisse zu überwinden, ist seine Aufgabe.

Bilder zeigen ihn als dicklichen Mann oder Kind mit einem übergroßen Elefantenkopf, mit riesigen Ohren, denen nichts entgeht (Siddhi des himmlischen Ohrs), und nur einem Stoßzahn, um den sich auch viele Legenden ranken. Manchmal hat er wesentlich mehr als nur zwei Arme und er kann eine Lotusblüte, eine Mala, ein Buch, eine Muschel oder eine Waffe (Axt oder Fangseil) tragen. Sein Reittier ist die Ratte – manchmal auch als Maus gesehen –, der üblicherweise auch große Schläue und Gerissenheit nachgesagt wird; die aber auch für das Irdische und den Egoismus steht, die Ganesha kontrolliert.

Sein gewölbter Bauch, um den eine Schlange gewunden ist, lässt ahnen, dass er auch den leiblichen Genüssen frönt und gerne nascht bis zur Gier; daher wird ihm gern über den Bauch gestreichelt, damit man etwas von der Fülle und dem Reichtum abbekommt. Doch neben all den gemütlichen Attributen ist Ganesha auch ein sehr wehrhafter Gott und gerade deshalb lieben ihn die Inder so. Und auch aufgrund seines Witzes, seiner „Menschlichkeit" und seiner Fähigkeit, mehrere Frauen beglücken zu können. In einigen Teilen Indiens stellt man ihn sich zölibatär lebend vor, aber meistens werden ihm zwei Frauen nachgesagt: Siddhi und Riddhi – übersetzt „Erfolg" und „Wohlstand".

Aufgrund seiner Gelenkigkeit ist er nicht nur ein begnadeter Tänzer (oft wird er auch tanzend dargestellt), sondern wird auch im Yoga verehrt, als Überwinder von Hindernissen, für eine gute Anfangsenergie und für den Genuss, der die Süße des Lebens in den Asanas spüren lässt.

Ganesha symbolisiert wie kein anderer Hindugott, dass sich auch in einem begrenzten menschlichen Körper, sich die grenzenlose Wahrheit und Spiritualität erfahren lassen – und irdische Genüsse keineswegs einem erweiterten Bewusstsein im Wege stehen. Als Überbringer des Glücks wird er nicht nur von den Hindus verehrt, sondern auch von den Buddhisten.

Durch seine vielen Attribute hat Ganesha auch viele andere Namen: Herr der Engelswesen, Gott des Anfangs oder auch der Gemütlichkeit, Zerstörer von Stolz und Eitelkeit, Meister der Hindernisse oder der Schenker der Wohltaten …

Die **Hauptqualitäten** von Ganesha sind: Weisheit, Gutmütigkeit, Wohlstand und Unterscheidungskraft.

Das **Mantra** von Ganesha lautet: Om Gam Ganapatayae Namaha.

Das **Chakra,** das Ganesha zugeordnet wird, ist Muladhara (wie bei Brahma), das erste oder Wurzelchakra am unteren Ende der Wirbelsäule. Daher wird auch oft der Elefant als Chakratier von Muladhara gesehen. Im Tantra wird im Wurzelchakra die schlafende Schlange Kundalini geweckt, damit sie über die energetische Wirbelsäule *(sushumna)* und die Chakras nach oben steigen kann.

Ganesha kann Sie darin unterstützen, wenn es Ihnen an Beständigkeit, Ruhe und Ausdauer fehlt; wenn Sie Ihren gesunden Menschenverstand stärken möchten, Ihren Realitätssinn und Ihre Prinzipien. Mit seiner Energie gelingt es Ihnen, Ihre Ziele und Unternehmungen sowohl zu beginnen als auch erfolgreich zu beenden.

RITUALE UND MEDITATIONEN MIT GANESHA

Ganesha kann Sie besonders dann unterstützen, wenn Sie Pläne umsetzen möchten oder vor einem Neuanfang stehen. Er vereint Weisheit und Spiritualität auf der einen Seite und Genuss und Lebensfreude auf der anderen Seite. Ganesha liebt das Sinnliche und Sie werden Ihn erfreuen, wenn Sie Ihren Meditationsplatz oder Altar mit roten Tüchern oder roten Blumen schmücken.

MEDITATION MIT GANESHA

1. Setzen Sie sich vor ein Bild von Ganesha. Schön ist es, wenn Sie einen Altar haben, auf dem eine Kerze brennt und ein Bildnis des Gottes steht.
2. Widmen Sie Ganesha im Geiste diese Meditation und rezitieren Sie (im Idealfall) 108-mal das Mantra „Om Gam Ganapatayae Namaha“. Nehmen Sie hierfür eine Mala, auf der 108 Perlen oder Samen aufgereiht sind.
3. Schließen Sie dann die Augen und stellen Sie sich vor, wie Ganesha Sie darin unterstützt, Freude, Liebe und Glückseligkeit zu entwickeln.

WECHSELATMUNG

Diese Atemtechnik wirkt ausgleichend auf das Nervensystem, so entspannt und beruhigt sie.

1. Sie sitzen entspannt im Meditationssitz auf dem Meditationskissen.
2. Die linke Hand liegt auf dem linken Oberschenkel.
3. Verschließen Sie mit dem rechten Daumen das rechte Nasenloch und atmen Sie durch das linke Nasenloch vollständig aus und danach durch das linke Nasenloch wieder ein. Zählen Sie dabei bis vier.
4. Verschließen Sie nun das linke Nasenloch mit den Fingerkuppen von kleinem Finger und Ringfinger und halten Sie das rechte Nasenloch mit dem Daumen verschlossen, sodass beide Nasenlöcher geschlossen sind. Halten Sie die Luft an und zählen Sie bis sechzehn.
5. Öffnen Sie nun das rechte Nasenloch und zählen Sie beim Ausatmen bis acht. Das linke Nasenloch bleibt verschlossen. Nach jedem Ausatmen legen Sie eine kurze Pause ein.
6. Atmen Sie dann durch das rechte Nasenloch ein und zählen Sie bis vier.
7. Schließen Sie nun wieder beide Nasenlöcher, halten Sie den Atem an und zählen Sie bis sechzehn.
8. Öffnen Sie das linke Nasenloch und zählen Sie beim Ausatmen bis acht.
9. Wiederholen Sie den Atemzyklus 4–16–8 insgesamt siebenmal, sodass sie mit einer Ausatmung durch das rechte Nasenloch aufhören.
10. Halten Sie die Augen während der ganzen Übung geschlossen und konzentrieren Sie sich auf Ihre Wirbelsäule und stellen Sie sich vor, wie sich in diesem Zentrum rotes Licht sammelt, das in den ganzen Körper ausströmt.

Die oben beschriebenen Rituale für und mit den Göttern können Sie darin unterstützen, besser mit Ihren Gefühlen umzugehen, angestaute Energieblockaden zu lösen und unbewusste Gefühle stärker ins Bewusstsein zu rufen.

Nutzen Sie die Kraft der Götter!

TEIL 3:

ASANAS UND MEDITATIONEN

Im ersten Kapitel des Buches haben Sie die Gefühle kennengelernt und sich über Mentalübungen bereits mit ihnen auseinandergesetzt und sind dem einen oder anderen Gefühl dadurch bestimmt nähergekommen. Auf den vorhergehenden Seiten haben Sie die Götter und ihre Kräfte kennengelernt, um einen besseren Zugang zu Ihren Gefühlen zu bekommen. Nun ist es an der Zeit, sich die Gefühle und ihre Auswirkungen auf den Körper und Geist noch einmal ganz bewusst zu machen.

Die folgenden Yogaübungen bestechen in ihrer Einfachheit und öffnen Augen und Herz gleichermaßen. Und noch etwas: Alle Übungen führen dazu, dass Ihr Geist schneller als früher die verschiedenen Aspekte des Glücks und Wohlbefindens abrufen und halten kann und Gefühle wie Wut, Angst oder Ärger abnehmen.

Das führt dazu, dass Ihre Gefühle Sie nicht mehr so übermannen, Sie Wut, Ärger, Angst und Eifersucht besser und differenzierter wahrnehmen und Sie Ihre ganze Yoga- und Meditationspraxis intensiver erleben. Das alles wird sich natürlich auch auf Ihren Alltag auswirken und dazu führen, dass Sie sich rundum wohler und entspannter fühlen und schneller und unmittelbarer mit Ihrem Wesenskern in Kontakt kommen.

Yoga, intensiver praktiziert, geht auch noch einen Schritt weiter und hilft Ihnen dabei, sich von den Identifikationen mit den Gefühlen zu befreien und die Rückkehr zu Ihrem wahren Selbst anzutreten. Im Yogasutra (1.12) ist von *abhyasa* und *vairagya* die Rede. Abhyasa wird gerne als hingebungsvolle Übung oder auch Disziplin bezeichnet und Vairagya als Leidenschaftslosigkeit oder Loslösung. Sie werden als die beiden Flügel desselben Vogels beschrieben. Sie sind Gefährten und brauchen einander, um den Vogel im Gleichklang fliegen zu lassen. Beide sind vonnöten, damit er sich anmutig und leicht bewegen und im Himmel dahingleiten kann.

Je mehr Sie sich all den Übungen hingeben, die Sie darin unterstützen, sich nicht die ganze Zeit mit Ihren Gefühlen zu identifizieren und sie nicht immer in gut oder schlecht zu unterteilen, desto besser lernen Sie, mit ihnen klarzukommen. Und umso leichter wird es Ihnen mit der Zeit auch fallen, sich immer schneller an Ihr wahres Selbst zu erinnern.

Die Yogasutras 1.12–1.16 beschreiben ausdrücklich, dass erst die Hingabe an die Übung in Verbindung mit Gelassenheit zur Entfaltung Ihres wahren Selbst führt. Je tiefer und je unmittelbarer die Beziehung zu Ihrem eigenen wahren Wesenskern wird, desto mehr geht die Fluktuation von Gefühlen und Gedanken zurück und bedingungslose Liebe und Freude können sich entfalten.

Diese Hingabe erfordert natürlich auch Geduld. Häufig sind wir frustriert, wenn wir nach drei Monaten der Praxis immer noch traurig, wütend oder eifersüchtig sind. Auch wenn wir eine Veränderung vielleicht nicht sofort spüren, so wirkt sie doch bereits subtil und auf den verschiedenen Ebenen und irgendwann werden wir vielleicht erstaunt wahrnehmen, dass wir nicht mehr so impulsiv reagieren und nicht mehr so lange an einem Gefühl festhalten.

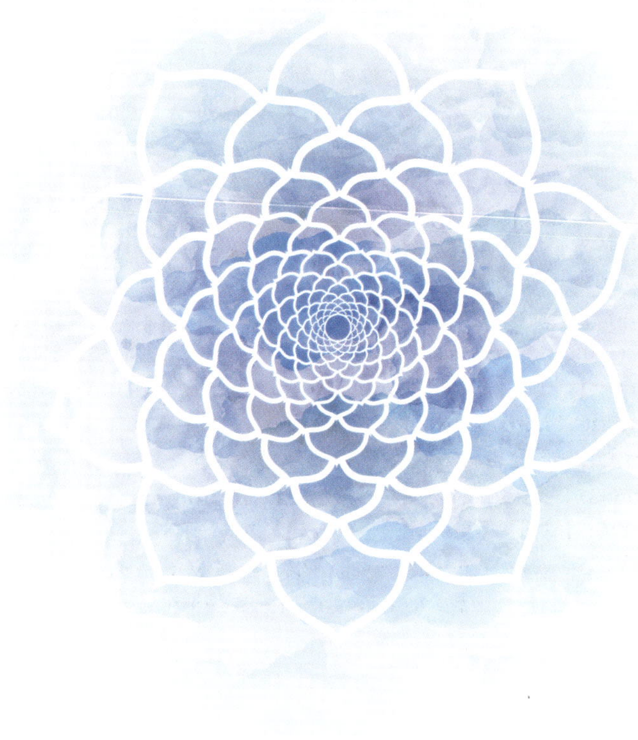

Yogaübungen: Gefühle in Fluss bringen und kennenlernen

Angstgefühle spüren, mutig sein, es trotzdem tun.
Mut kann wachsen.
Mut darf größer werden.
Mut darf sich entfalten.
Mut öffnet Türen
... und natürlich Zweifel darf da sein.
Zweifel darf gespürt werden,
Zweifel darf losgelassen werden,
kleiner und kleiner und kleiner werden,
kaum noch da,
kaum noch wahrnehmbar,
a u s g e l ö s c h t ,
überwunden – herausgewachsen.
Losgehen!
Denn Mut öffnet Türen.

Verfasser unbekannt

Yoga will uns ein Bewusstsein dafür vermitteln, dass wir gut daran tun, wenn wir unser Leben oder die jetzige Inkarnation sinnvoll nutzen, um uns von der Verblendung und der Identifikation mit den Gefühlen und Gedanken zu lösen. Unser Körper und unser Geist sind wie ein Stück Land, das darauf wartet, bearbeitet zu werden, auf dem Samen gesät werden und das natürlich dementsprechend gewässert und gepflegt werden möchte. Je besser wir uns darum kümmern, desto mehr Früchte wird es tragen und desto reicher wird die Ernte ausfallen.

Die folgenden Übungen sind solche Samen! Sie stellen eine wundervolle Praxis dar, um mit den eigenen Gefühlen besser in Kontakt zu kommen, sie zu erkennen und sich von der vollkommenen Identifikation mit ihnen zu lösen. Die erste Sequenz ist eine fließende Abfolge von Yogahaltungen. Diese ist bewusst an den Anfang gestellt. Manchmal muss erst etwas in Bewegung kommen, damit wir unsere Gefühle wahrnehmen können.

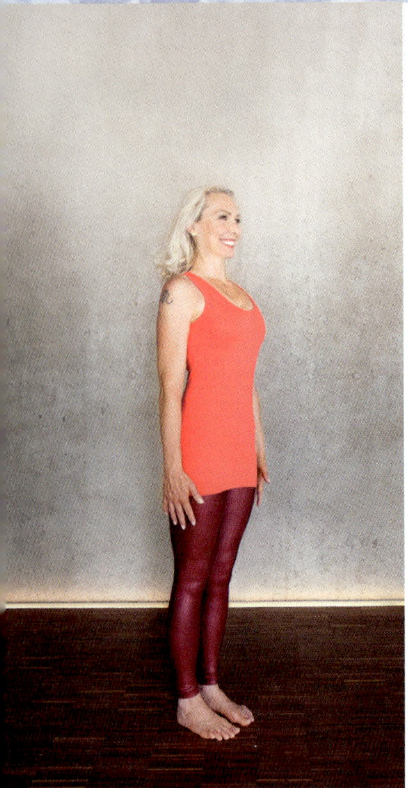

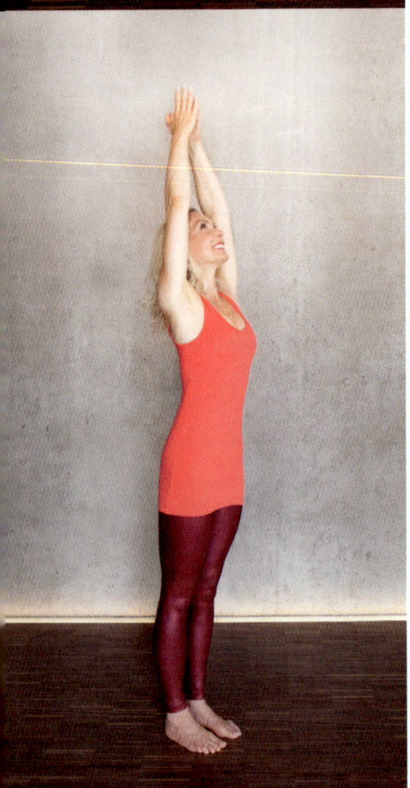

Achtsamkeitsquickie

Setzen Sie sich vor Ihrer Yogapraxis ein paar Minuten in eine aufrechte Position und schließen Sie die Augen. Stellen Sie sich vor, dass Sie einen Inneren Beobachter haben, der Sie aus etwas Distanz betrachtet. Er nimmt wahr, wie Sie jetzt mit Ihrer Aufmerksamkeit zu Ihrer Atmung gehen – und dort bleiben. Er bemerkt, wenn Gefühle auftauchen, die sich nicht sofort wieder auflösen und benennt sie mit: »Ärger. Ärger.« oder mit »Wut. Wut.« Ihr Innerer Beobachter hilft Ihnen, etwas Abstand vom Inhalt der Gefühle zu bekommen und sich nicht mehr mit ihnen zu identifizieren.

DIE TIBETISCHE NIEDERWERFUNG

Entspannung durch Anspannung. Die Tibetische Niederwerfung unterstützt uns, festsitzende Gefühle zu lockern und dafür die Kraft der Gegensätze zu nutzen. Freiheit durch Disziplin, durch regelmäßiges Üben und durch das Sicheinlassen auf das, was auftaucht, wenn wir üben. Das Resultat: Wir fühlen uns nach kurzer Zeit wie befreit, können Wut, Ärger und Anspannung da sein lassen, loslassen und bei uns ankommen.

Hierfür ist allerdings ein großes Maß an Hingabe notwendig. Die Tibetische Niederwerfung, die als ein Zeichen der absoluten Hingabe und Verehrung gilt, wird besonders häufig bei Pilgerfahrten wie der Umrundung des Kailash praktiziert. Dort umrunden die Gläubigen den Berg, indem sie sich immer wieder auf den Bauch legen, mit der Stirn den Boden berühren, wieder aufstehen und diese Bewegung wiederholen. So kommen sie zwar nur langsam voran, aber es heißt, dass sich so altes Karma löst und freimacht.

Wenn Sie diese Niederwerfungen eine Zeit lang praktizieren, werden Sie spüren, wie sich Verhärtungen, Anspannungen und Altes lösen. Sie lernen, loszulassen und sich vor dem zu verneigen, was größer ist als Sie – möge es Ihr

Höheres Selbst sein, das Leben oder einer der verschiedenen Götter, die hier im Buch aufgeführt sind. Diese Übung tut Herz und Seele gut, reinigt sie und schenkt Ihnen einen ruhigen und friedvollen Geist.

1. Kommen Sie an das hintere Ende Ihrer Yogamatte in einen aufrechten Stand. Achten Sie darauf, dass hinter Ihnen noch genügend Platz ist. Ihre Füße stehen hüftbreit auseinander. Nehmen Sie über die Füße den Kontakt mit der Unterlage auf und nehmen Sie wahr, wie Ihr Körpergewicht gleichmäßig auf den ganzen Füßen verteilt ist. Schmiegen Sie die Außenkanten der Zehenballen und der Fersen in den Boden. Verbinden Sie sich nun ganz bewusst über die Füße mit der Erde und über Ihren Kopf mit dem Himmel, in dessen Weite Sie hineinwachsen können.
2. Führen Sie als nächstes einatmend die Arme über die Seite oder über vorne nach oben und legen Sie die Handflächen über dem Kopf aneinander.
3. Bringen Sie ausatmend die Hände zuerst an den Scheitel, dann zur Mitte der Stirn und dann vor dem Brustbein zusammen. Beugen Sie die Beine, setzen Sie die Fingerspitzen vor sich auf der Erde ab und führen Sie die Knie und die Stirn zum Boden und das Gesäß Richtung Fersen.
4. Stellen Sie die Finger auf, heben Sie einatmend den Oberkörper so weit, bis die Arme vollkommen ausgestreckt sind, während die Fingerspitzen weiterhin am Boden bleiben. Streben Sie mit dem Brustkorb vorwärts und nach oben. Der Blick geht geradeaus.
5. Ausatmend legen Sie die Stirn wieder am Boden ab. Schieben Sie die Arme nach vorne und gleiten Sie mit der Stirn dicht über dem Boden, bis Sie in der Bauchlage am Boden liegen.
6. Legen Sie die Fußrücken auf und strecken Sie die Arme weit nach vorne aus.

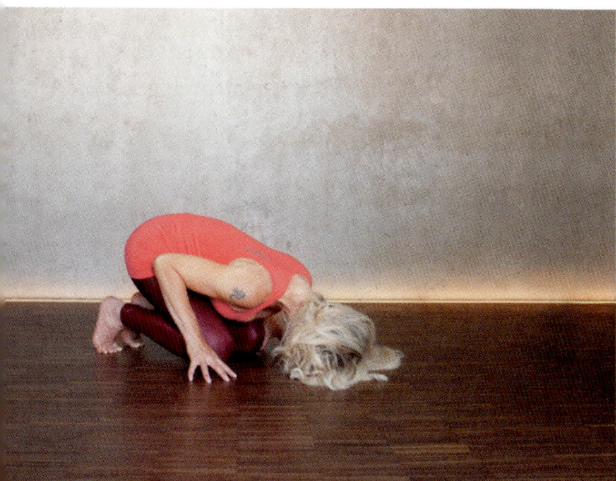
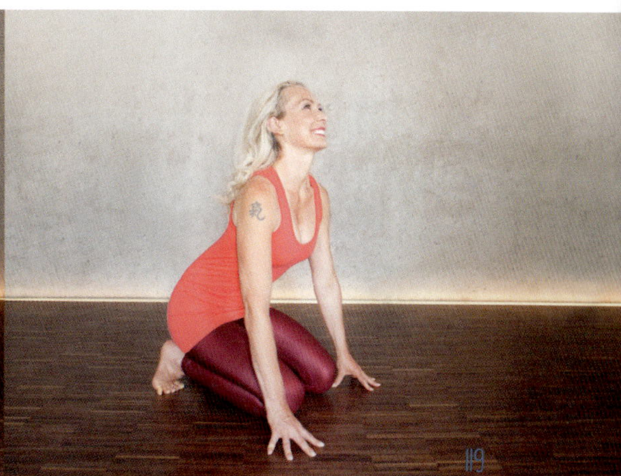

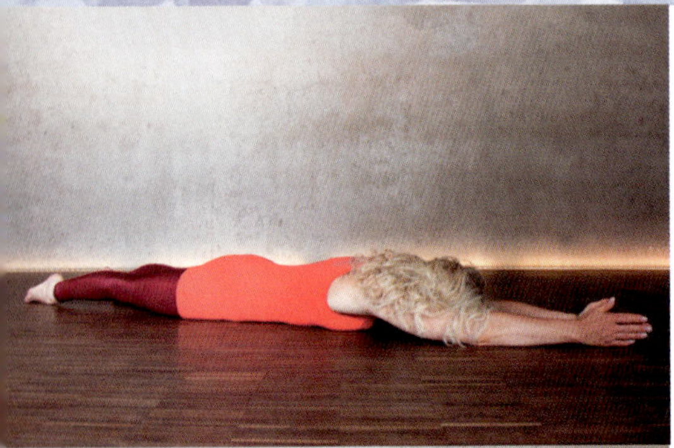

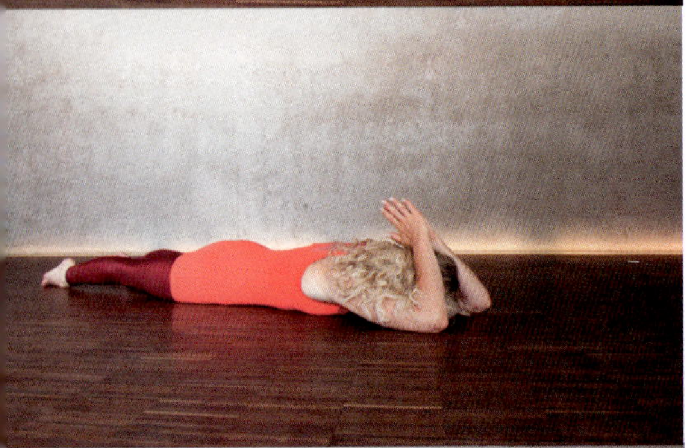

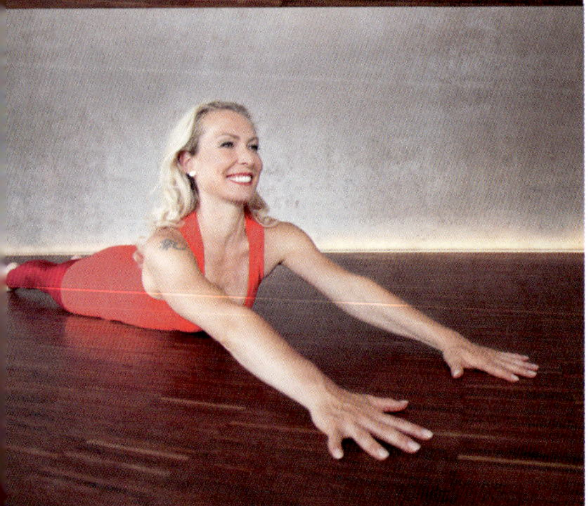

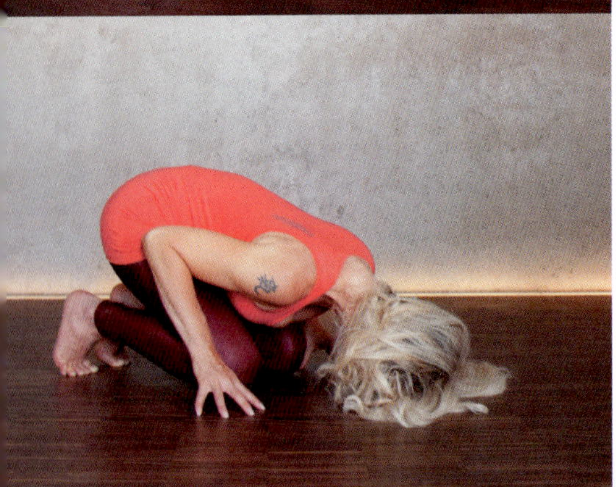

7. Legen Sie die Handflächen aneinander, beugen Sie die Ellenbogen und legen Sie die Hände in diesem Mudra mit einer Einatmung über dem Kopf entspannt ab.
8. Bleiben Sie einige Atemzüge lang in dieser Geste liegen und nehmen Sie wahr, wie die Erde Sie trägt. Geben Sie Ihr ganzes Gewicht an die Erde ab.

DER WEG ZURÜCK

1. Strecken Sie nun einatmend die Arme wieder aus, heben Sie den Kopf und lassen Sie den Nacken und den Schultergürtel lang. Werden Sie weit im oberen Brustkorb.
2. Schieben Sie sich ausatmend langsam und bewusst nach hinten mit dem Gesäß auf die Fersen zurück und legen Sie die Stirn wieder am Boden ab oder lassen Sie diese über dem Boden schweben. Bringen Sie die Hände am Boden entlang zum Körper zurück und stellen Sie die Fingerkuppen neben den Knien auf.
3. Drücken Sie sich nun – immer noch ausatmend – hoch in die Hocke während die Finger am Boden bleiben, der Rumpf jedoch aufgerichtet ist.
4. Richten Sie sich dann einatmend mit der Kraft Ihres Rückens und Ihrer Oberschenkel auf und kommen in den Stand und heben Sie die Arme dabei über die Senkrechte.
5. Ausatmend sinken die Arme wieder.

Wiederholen Sie den ganzen Ablauf nun sechs- oder zwölfmal.

TIPP: Konzentrieren Sie sich beim Erlernen der Tibetischen Niederwerfung zuerst einmal auf die einzelnen Bewegungen und praktizieren Sie eher langsam. Wenn Sie dann nach einigen Wiederholungen geübt sind, stimmen Sie die Bewegungen auf die Atmung ab. Nach einiger Zeit können Sie gerne darauf achten, dass beim Bewegungsablauf das Ausatmen fünfmal so lang ist wie das Einatmen. Sie können dann auch die Geschwindigkeit und die Anzahl der Zyklen erhöhen.

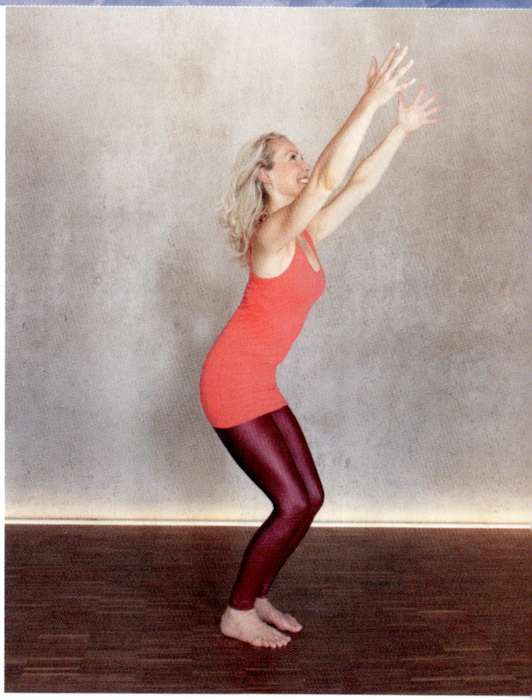

WIRKUNG:

- Auf lange Sicht verjüngt der Körper und die Vitalität nimmt zu.
- Die inneren Organe und das Atmungssystem werden gestärkt.
- Die Beweglichkeit des Rückens nimmt zu.
- Beruhigt und kräftigt das Nervensystem.
- Fördert die Durchblutung.
- Alle Chakras werden stimuliert und der Energiefluss des gesamten Chakrasystems unterstützt.

ACHTUNG:

- Achten Sie auf Ihre Grenzen und die Signale Ihres Körpers und erzwingen Sie nichts, vor allem in der Schwangerschaft, bei Bandscheibenerkrankungen, Rückenproblemen oder akuten Entzündungen!

YIN-YOGA-SEQUENZ BEI WUT UND ÄRGER

Klarheit entsteht, wenn wir die Gefühle da sein lassen und dann auch wieder loslassen. Den Wandel zulassen. Er zeigt uns nämlich, wie heilsam es ist, wenn wir nicht festhalten an Wut und Ärger, Angst und Zorn. Denn nur wenn wir loslassen, können wir die Leichtigkeit des Lebens zurückgewinnen.

Diese folgende Yin-Yoga-Sequenz eignet sich besonders gut für das Loslassen. Sie spricht vor allem den Leber- und Gallenblasenmeridian an und wird im Gegensatz zur Tibetischen Niederwerfung statisch ausgeführt. Die Leber- und Gallenblasenmeridiane bilden zusammen in der TCM ein Organpaar. Sie stehen für Zorn, Ärger und Widerstände, aber auch für Mitgefühl und Entscheidungskraft. Ein ausgeglichenes Leber-Qi ist essenziell, denn es bringt alles in uns zum Fließen.

Für mich ist Yin Yoga eine Bewusstseinsreise. Wir können uns selbst ganz neu erfahren, spüren und fühlen. Hierdurch erweitert sich unsere körperliche Wahrnehmung und somit auch unser Geist.

Um uns weiterzuentwickeln, brauchen wir physische und mentale Reize. Yin Yoga bietet uns die Gelegenheit, von der Oberfläche schrittweise in die tieferen Schichten des Körpers zu dringen. So können wir bis zum innersten Kern unseres Selbst gelangen. Yin Yoga ist wahrnehmungsorientiertes Yoga, durch das wir die Einzigartigkeit eines jeden Menschen erkennen. Dies vermittelt mir ein Gefühl von Freiheit und zugleich tiefer Verbundenheit.

In der Yin-Yoga-Praxis nehmen wir unseren Körper von Moment zu Moment wahr. Wir lernen, unsere Grenzen zu erspüren und jeden Augenblick bewusst zu erleben. Wir üben uns in Geduld und in Selbstbeobachtung. So ist erfahrbar, wo wir uns gerade unter- oder überfordern. Mit dem Geist eines Anfängers bewegen wir uns in einem Bereich aktiver Körpererfahrung.

In den Asanas richten wir unser Bewusstsein auf die Empfindungen im Körper und trainieren dabei die Rolle des Beobachters. Wir sind Zuschauer mit dem Wissen: Es entsteht, es vergeht. Mit unserer Aufmerksamkeit sind wir ganz im Hier und Jetzt. Wir trainieren unsere Geduld, das Annehmen dessen, was ist. Was fühlen und empfinden wir? Was macht dies mit uns, was löst es aus? In der Yin-Yoga-Haltung wird alles, was ist, zum Gegenstand unserer Meditation. Wir akzeptieren ohne Verlangen oder Abneigung. Wir ertasten unsere Grenzen und achten im Hier und Jetzt auf uns.

Diese Sichtweise hilft uns, auch im Alltag mit unangenehmen Gefühlen und Empfindungen anders umzugehen als bisher und letztendlich Selbsterkenntnis zu erlangen. Wir entwickeln Fokus, Konzentration, innere Ruhe und Gelassenheit sowie das Bewusstsein, Dinge so anzunehmen, wie sie kommen, und spüren, was das mit uns macht. Unsere Reaktionen im Alltag sind klarer, wir agieren in Weisheit und reagieren nicht mehr mit unserem (alten) „Ego"-Verhalten.

Gehen Sie hier in die Selbstbeobachtung: Wie gehen Sie mit Ihren Empfindungen und Gefühlen um? Können Sie den Augenblick akzeptieren und annehmen, wie er ist, ohne Abneigung und ohne Verlangen? Schließen Sie während der Übungen Ihre Augen und verweilen Sie drei bis fünf Minuten in den Yin-Yoga-Haltungen. Lassen Sie die Muskeln los, gehen Sie auf die Suche nach körperlichen Ver- und Anspannungen und lösen Sie mit der Ausatmung den Druck.

Öffnen Sie sich dem Erspüren und der Erfahrung in der Stille. Sie dürfen einfach nur Sie selbst sein. Jenseits aller Gedanken, Bewertungen und Prägungen. Sie müssen auch nicht perfekt sein! Erforschen Sie Ihre Grenzen in den Dehnungen und finden

Sie gelassen wieder in Ihre Mitte zurück. Ruhe, Entspannung, Achtsamkeit und Gelassenheit sind in dieser Sequenz die Schlüssel zu Freude, Gleichmut und Zufriedenheit.

Achtung bei Bandscheibenerkrankungen, Rückenproblemen, akuten Entzündungen und in der Schwangerschaft! Falls beim Üben ein Schmerz oder ein sehr unangenehmes Gefühl auftaucht, hören Sie bitte auf die Signale Ihres Körpers und gehen Sie früher als vorgegeben aus der Position heraus (dies gilt für jede einzelne Yin-Yoga-Asana in dieser Übungssequenz). Die Übungsstrecke beginnt im sitzenden Schmetterling.

SITZENDER SCHMETTERLING

1. Sie sitzen auf dem Boden. Das Gewicht ist auf beide Sitzhöcker gleichermaßen verteilt. Sie können sich auch auf eine zusammengerollte Decke oder ein Kissen setzen.
2. Beugen Sie die Knie nach außen und bringen Sie die Fußsohlen zusammen. Schieben Sie die Füße langsam nach vorne. Die Knie sinken noch weiter nach außen zur Seite, so dass Ihre Beine eine Raute bilden. Verlagern Sie Ihr Gewicht nun auf die Vorderkante Ihrer Sitzhöcker.
3. Beugen Sie sich als Nächstes mit der Ausatmung mit den Händen auf dem Becken so weit nach vorne, bis Sie eine leichte Dehnung im unteren Rücken, in den Leisten und in den Geweben an der Außenseite der Hüften spüren. Ziehen Sie (einatmend) den Rücken nochmal in die Länge und entspannen Sie ihn (ausatmend) in diese Beugung hinein.
4. Bringen Sie die Hände zu den Füßen, legen Sie Ihre Arme unter den Waden ab, oder platzieren Sie sie vor den Füßen, die Hände und Finger sind ganz locker und

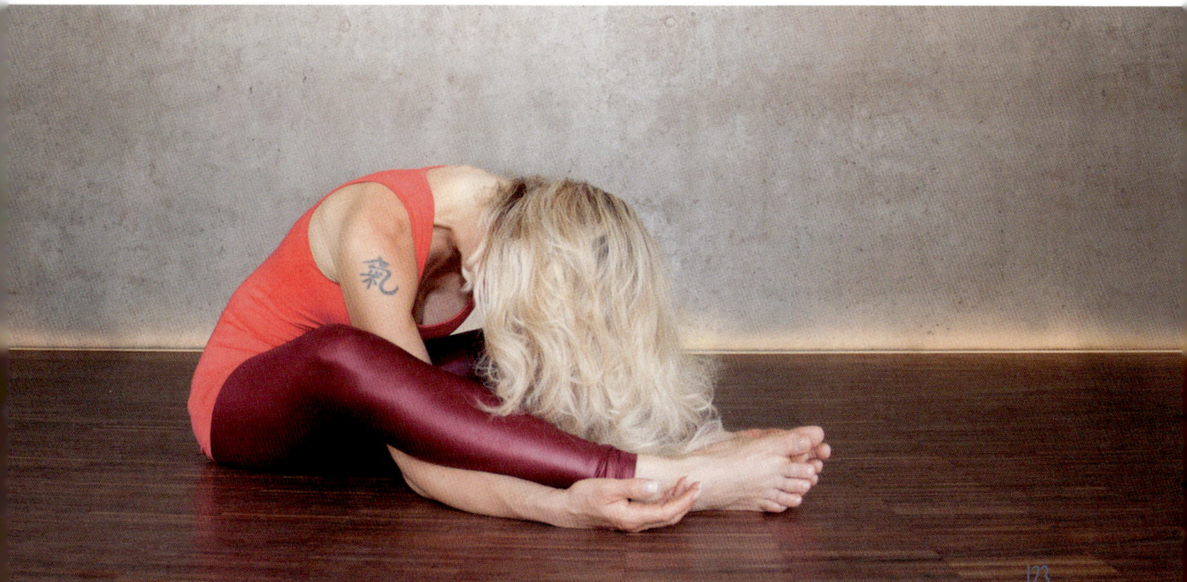

entspannt. Sie können den Kopf leicht Richtung Brustkorb ziehen, um den Halswirbelsäulen-Bereich zu schonen.

5. Entspannen Sie sich nun in die Haltung hinein, öffnen Sie sich für die Erfahrungen, die Sie in dieser Haltung machen werden. Verweilen Sie in der Asana drei bis fünf Minuten oder auch länger.
   Um die Haltung zu lösen, bringen Sie die Hände auf die Schienbeine und rollen Sie langsam mit geschlossenen Augen Wirbel für Wirbel nach oben. Spüren Sie für ein paar Atemzüge mit aufrechtem Oberkörper nach.

ACHTUNG:

- Bei Knieproblemen oder empfindlichen Fußknöcheln eine gerollte Decke unter die Knöchel legen.
- Bei zu starker Dehnung Yogablöcke unter die Oberschenkel legen.
- Vorsicht bei Beschwerden im unteren Rücken!
- Bei Bandscheibenproblemen nicht so tief in die Vorbeuge gehen, sondern aufrecht sitzen bleiben, evtl. eine gerollte Decke unter das Gesäß legen.
- Bei einer empfindlichen Halswirbelsäule oder Nackenproblemen bzw. Beschwerden in der Halswirbelsäule legen Sie die Stirn auf einen oder mehrere Yogablöcke (oder einer aufgestellten Yogarolle) ab.
- Bei Ischiasbeschwerden evtl. auf eine gerollte Decke setzen.

WIRKUNG:

- Öffnet die Hüften und dehnt den unteren Rücken (Lendenwirbelsäule).
- Angenehme Dehnung der Oberschenkelinnenseiten.
- Fördert die Durchblutung des Bauch- und Beckenraums.
- Wirkt regulierend auf die Unterleibsorgane.
- Stimuliert die Nieren.
- Menstruationsbeschwerden können so reguliert werden.

HALBER SCHNÜRSENKEL

1. Strecken Sie vom sitzenden Schmetterling kommend beide Beine nach vorne aus, das Gewicht ist auf beide Sitzhöcker gleichermaßen verteilt. Ziehen Sie die Pobacken mit den Händen noch einmal jeweils zur Seite oder nach hinten. Sie können gerne auf der Erhöhung sitzen bleiben.

2. Der Oberkörper ist aufgerichtet. Winkeln Sie nun das rechte Bein an, das linke bleibt ausgestreckt. Schlagen Sie dann ausatmend die Beine so übereinander, dass das rechte Knie über dem linken liegt. Der Fußknöchel des oberen angewinkelten Beins liegt am Boden, die Zehenspitzen zeigen zur Seite oder nach hinten Richtung Gesäß.
3. Stützen Sie beide Hände vor oder neben dem Körper ab und beugen Sie Ihren Oberkörper mit der Ausatmung langsam nach vorne, nur soweit es Ihnen möglich ist, achten Sie hier auf Ihre Grenze!
4. Entspannen Sie hier Ihr ausgestrecktes Bein und ihren rechten angewinkelten Oberschenkel; falls der Nacken es erlaubt, können Sie nun das Kinn Richtung Brustkorb ziehen und den Rücken ganz rund werden lassen.
5. Falls es Ihr Körper erlaubt und Sie tiefer in die Position eintauchen möchten, kommen Sie mit der Ausatmung noch weiter in eine Vorbeuge und legen Sie Ihre Arme neben den Schienbeinen am Boden oder auf zwei Yogablöcken ab.
6. Beobachten Sie Ihren ganz natürlichen Atemrhythmus und entspannen Sie in die Haltung hinein, öffnen Sie sich Ihren Empfindungen, einfach da sein, es entsteht und es vergeht. Verweilen Sie hier für drei bis fünf Minuten (oder auch länger).
7. Wenn Sie die Position verlassen möchten, drücken Sie die Hände fest am Boden ab und rollen Sie einatmend den Rücken Wirbel für Wirbel auf.

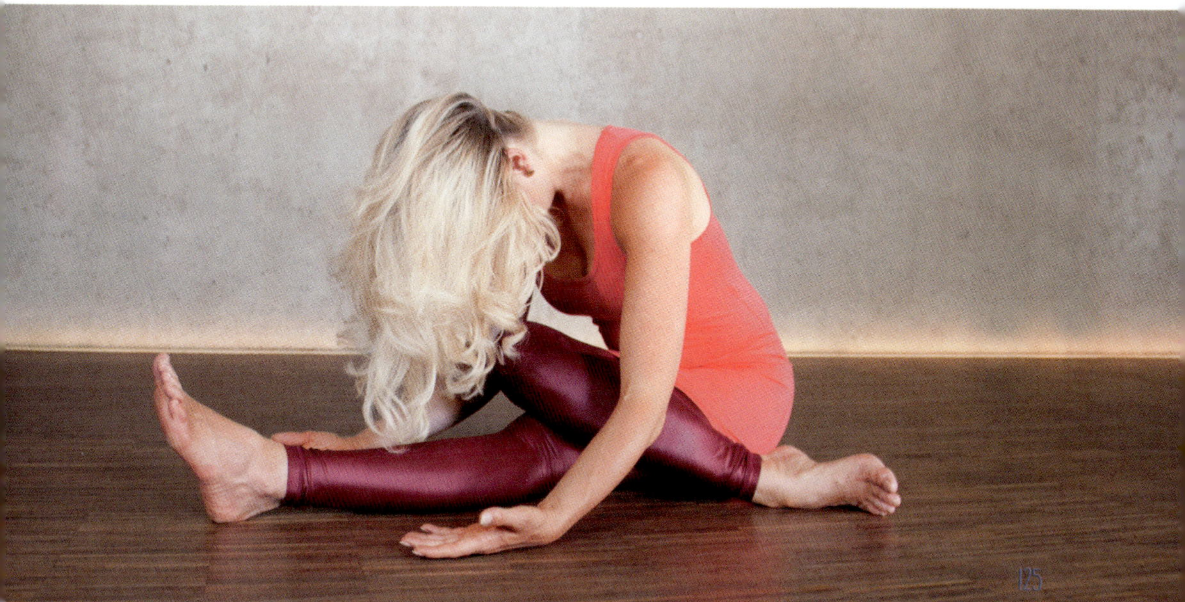

ACHTUNG:

- Bei zu großem Abstand zwischen den Knien oder Schmerzen im oberen angewinkelten Knie evtl. eine gerollte Decke zwischen die Knie legen.
- Falls Sie im ausgestreckten Bein zu viel Dehnung verspüren, legen Sie eine gerollte Decke unter die Kniekehle.
- Bei Rücken- oder Bandscheibenproblemen aufrecht sitzen bleiben oder nur sehr sanft in die Vorbeuge gehen, sehr achtsam üben!
- Bei empfindlichen Fußknöcheln evtl. eine weiche Decke unterlegen.

WIRKUNG:

- Öffnet die Hüften.
- Dehnt den Oberschenkel des angewinkelten Beins.
- Dehnt den unteren Rücken (Lendenwirbelsäule).
- Fuß- und Kniegelenke werden geschmeidig.
- Dehnt die Rückseite des gestreckten Beins.

YIN-DREHSITZ

1. Aus der halben Schnürsenkelhaltung kommend stellen Sie Ihren rechten Fuß außen neben dem linken Knie am Boden ab. Sie können gerne auf der Erhöhung sitzen bleiben.
2. Umgreifen Sie nun Ihren rechten Oberschenkel mit dem linken angewinkelten Arm oder bringen Sie den linken Arm außen am rechten Knie vorbei. Stützen Sie ihre rechte Hand hinter sich in Kreuzbeinnähe am Boden ab. Sie können sich auch auf den Fingerkuppen abstützen oder die Hand auf einen Yogablock legen, falls der Abstand zum Boden zu groß sein sollte. Beide Pohälften sollten gleichmäßig am Boden bleiben.
3. Ziehen Sie sich mit einer Einatmung nochmals in die Länge und drehen Sie mit der Ausatmung ein wenig weiter nach rechts. Bringen Sie ihren Körper nun ganz in die Haltung und überlassen Sie ihn hier der Schwerkraft.
4. Atmen Sie langsam in die Haltung hinein und entspannen Sie Ihren Körper in der Position, entspannen Sie die Beine, die Schultern, die Muskeln, die Wirbelsäule bleibt jedoch lang. Drehen Sie den Kopf nur soweit es Ihnen angenehm ist. Bleiben Sie hier ganz präsent.

Wenn Sie den Atem lenken möchten, können Sie in folgende **Energielenkung** gehen:

1. Gehen Sie mit Ihrer Aufmerksamkeit in die rechte Hand (die hinter dem Kreuzbein abgestellt ist). Stellen Sie sich vor, Sie atmen durch die rechte Hand ein, über den rechten Arm nach oben, zur rechten Schulter bis zum Punkt zwischen den Augenbrauen. Stellen Sie sich vor die Ausatmung geht vom Punkt zwischen den Augenbrauen die Wirbelsäule nach unten bis zum Steißbein.
2. Die nächste Einatmung geht vom Steißbein die Wirbelsäule nach oben bis zum Punkt zwischen den Augenbrauen, von dort aus atmen Sie über die rechte Schulter, den rechten Arm bis zur rechten Hand wieder aus. Stellen Sie sich dabei vor, wie sie sich mit jedem Atemzyklus befreien und reinigen. Wiederholen Sie diese Atemzyklen so oft Sie wollen.

Schließen Sie dabei die Augen und verweilen Sie drei bis fünf Minuten, oder länger in der Position.

Wenn Sie die Haltung verlassen möchten, drehen Sie mit einer Einatmung Ihren Oberkörper wieder in die Mitte. Lösen Sie die Arme und legen Sie die Hände hinter dem Gesäß ab.

ACHTUNG:

- In der Schwangerschaft sollten Sie Drehungen vermeiden oder den Oberkörper vom angewinkelten Bein WEG drehen.
- Bei Problemen in der Halswirbelsäule besonders auf den Nacken achten, Kopf nicht zu sehr zur Seite drehen.

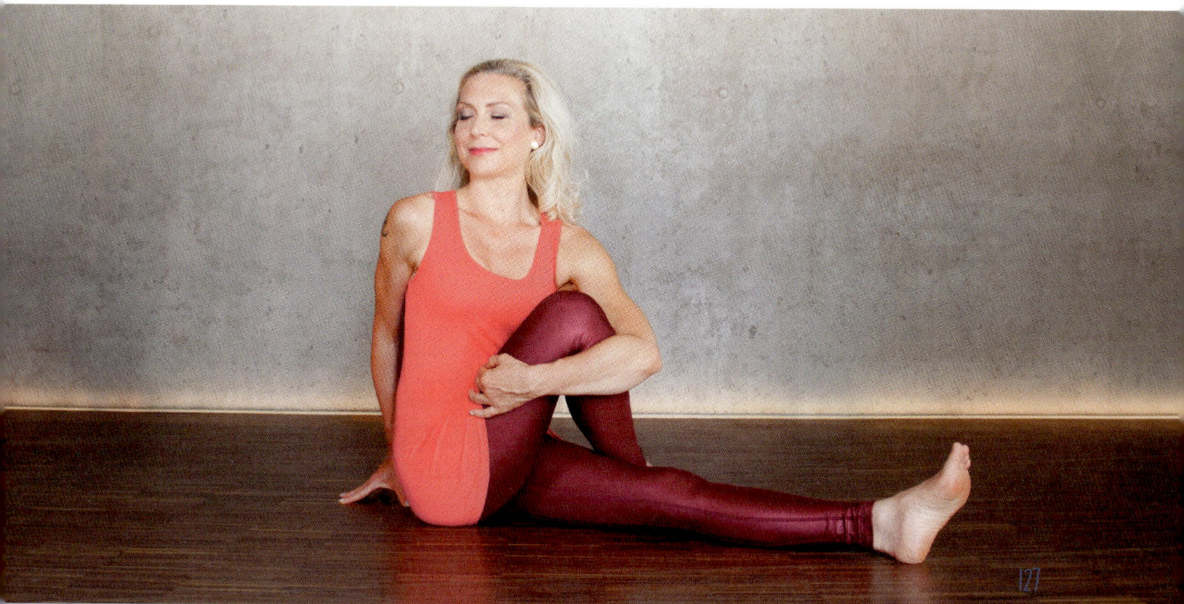

WIRKUNG:

- Löst durch die Rotation um die Längsachse Spannungen der Muskeln entlang der Wirbelsäule.
- Kann Rückenbeschwerden lindern.
- Wirkt ausgleichend und zentrierend.

NADELÖHR

1. Um nach dem Yin-Drehsitz ins Nadelöhr zu gelangen, bringen Sie Ihren rechten Fußknöchel auf den linken Oberschenkel (achten Sie hierbei auf das rechte Knie, das nun leicht nach außen fällt!). Winkeln Sie das linke Knie vorsichtig an, die linke Fußsohle steht somit am Boden, und legen Sie langsam Ihre Ellenbogen auf dem Boden hinter Ihnen ab. Sie halten sich somit stabil, während der Rücken sanft und langsam Wirbel für Wirbel nach unten auf die Matte abrollt, bis sie mit dem Rücken und dem Hinterkopf ganz am Boden liegen.

   TIPP: Bei Knie- oder Rückenproblemen lösen Sie das rechte Bein und ziehen es mit beiden Händen zum Brustkorb und rollen so langsam Wirbel für Wirbel nach unten zum Boden ab. Stellen Sie dann in der Rückenlage Ihre beiden Füße hüftbreit auf dem Boden ab, legen Sie den rechten Fußknöchel auf dem linken Oberschenkel ab, das rechte Knie fällt locker nach außen. Achten Sie bitte darauf, dass es sich für Ihr rechtes Knie angenehm anfühlt!

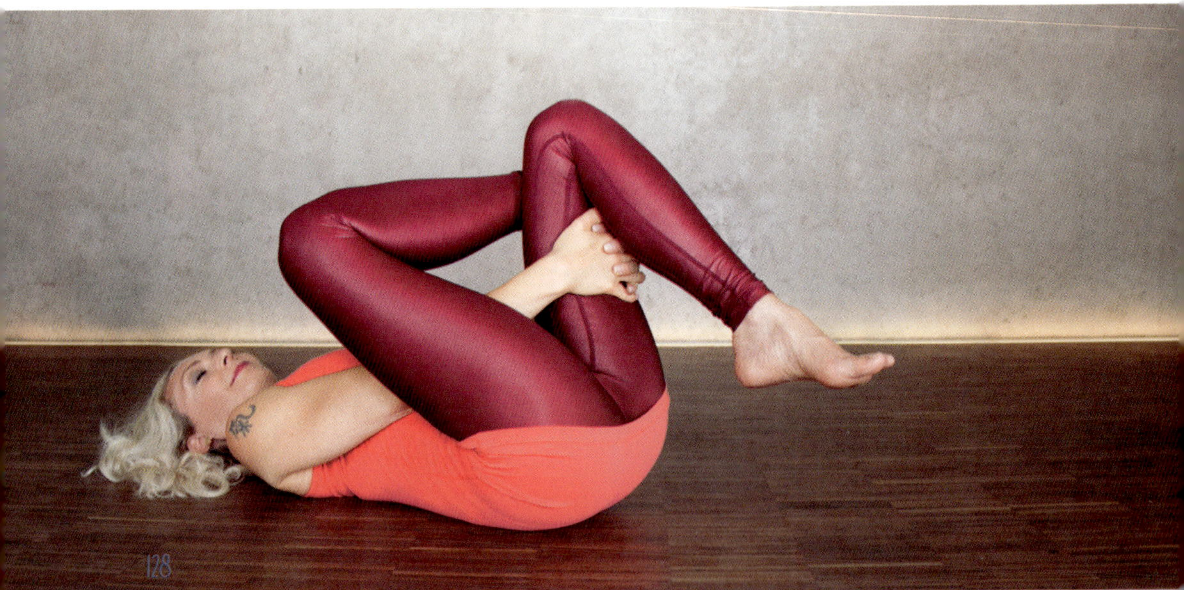

2. Heben Sie nun den linken Fuß vom Boden ab und verschränken Sie beide Hände an der Rückseite des linken Oberschenkels (mit dem rechten Arm greifen Sie durch die Nadelöhröffnung zwischen den Beinen, mit dem linken Arm greifen Sie von außen um den linken Oberschenkel). Ziehen Sie Ihr linkes Bein so nahe heran, wie die Dehnung angenehm ist. Falls Sie mehr Dehnung spüren möchten, können sie auch Ihr Schienbein mit beiden Händen umfassen. Rücken, Nacken und die Schultern bleiben entspannt auf dem Boden. Legen Sie sich ein Kissen unter den Kopf, falls sich dieser zu sehr vom Boden wegbewegt.

Schließen Sie die Augen und öffnen Sie sich vertrauensvoll den kommenden Empfindungen und hören Sie aufmerksam Ihrem Körper zu: Was braucht er gerade? Wo ist die Grenze? Sind Sie noch angenehm in der Haltung oder überfordern Sie sich gerade? Seien sie offen, achtsam und damit wertfrei dem gegenüber, was Sie spüren.

Verweilen Sie hier drei bis zehn Minuten oder auch gerne länger, je nach eigenem Bedürfnis der Entspannung.

Gehen Sie aus der Position heraus, indem Sie die Hände lösen und die rechte Fußsohle wieder auf dem Boden abstellen.

ACHTUNG:

- Bei Knieschmerzen sollten Sie die Fußsohle des oberen angewinkelten Beines flexen bzw. aktivieren, damit Ihr Kniegelenk geschützt ist.
- Bei starken Knieschmerzen sollten Sie die Haltung verlassen oder das untere Bein am Boden aufstellen und in dieser sanfteren Variation bleiben.
- Achten Sie auf Ihren Nacken und legen Sie möglicherweise eine gerollte Decke unter den Hinterkopf.
- Falls die Arme zu kurz sind, um die Oberschenkelrückseite zu greifen, nehmen Sie einen Yogagurt zu Hilfe. Bringen Sie diesen um die Oberschenkelrückseite des unteren Beins und greifen Sie die Gurtenden mit beiden Händen, ziehen Sie nun den Oberschenkel in Richtung Oberkörper.

WIRKUNG:

- Öffnet die Hüfte.
- Wirkt angenehm auf den unteren Rücken.
- Dehnt die Oberschenkelaußenseite (IT-Band) und das Gesäß.
- Wenn Sie das obere Bein ausstrecken, werden zusätzlich die Oberschenkelrückseite und die Lendenwirbelsäule gedehnt.
- Dient als Massage für die Bauchorgane.

ENTSPANNUNGSPOSE ZUM NACHSPÜREN

1. Lösen Sie nach dem Nadelöhr Ihre Hände und stellen Sie beide Füße wieder auf dem Boden ab, öffnen Sie die Füße dabei möglichst weit, ungefähr in der Breite Ihrer Yogamatte. Bringen Sie die Knie zusammen. Drücken Sie den Nacken und den unteren Rücken kurz in den Boden.
2. Schließen Sie Ihre Augen und legen Sie die Hände auf den Bauch, die Ellbogen liegen entspannt auf dem Boden, die Schultern sind locker. Beobachten Sie hier mit geschlossenen Augen, wie sich mit der Einatmung der Bauch hebt und mit der Ausatmung senkt. Nehmen Sie sich etwas Zeit und nehmen Sie wahr, wie Sie sich gerade fühlen. Fühlen sich meine beiden Körperhälften gleich oder unterschiedlich an? Fühle ich Schwere, fühle ich Leichtigkeit? Bin ich glücklich, wütend oder ängstlich? Bleiben Sie ganz neutral in Ihrer Beobachtung sich selbst gegenüber. Der Atem ist ganz natürlich im eigenen Rhythmus.

Bleiben Sie in dieser Haltung, solange Sie sich dort wohlfühlen.

Um die Haltung aufzulösen, stellen Sie die Füße hüftbreit auf und ziehen mit einer Ausatmung beide Knie an Ihren Oberkörper, die Hände umfassen die Schienbeine. Entspannen Sie die Schultern und wiegen Sie sich mit geschlossenen Augen ein paarmal liebevoll von Seite zu Seite.

Kommen Sie von hieraus über eine Seite gerollt langsam nach oben zum Sitzen.

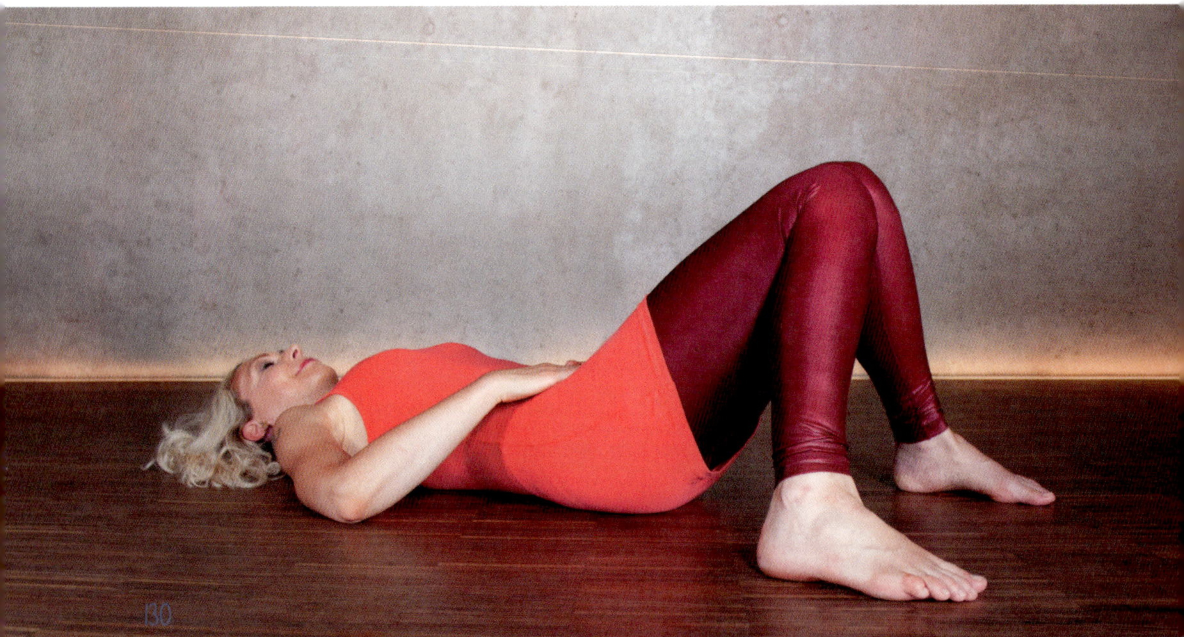

Führen Sie nun die Übungen zur anderen Seite aus, beginnend beim halben Schnürsenkel bis zur Entspannungspose zum Nachspüren, und kommen Sie danach in Shavasana, die Endentspannung.

ENDENTSPANNUNG (SHAVASANA)

Sie liegen auf dem Rücken, die Arme liegen ganz entspannt neben dem Körper, die Handflächen schauen nach oben, die Beine sind ausgestreckt und etwa hüftbreit geöffnet, die Zehen ganz locker und entspannt. Die Augen sind geschlossen. Jetzt ist die richtige Zeit, um ganz ruhig zu werden. Es ist ein Zustand zwischen Traum- und Wachbewusstsein, ein Zustand, der für jede Zelle Ihres Körpers heilsam ist.

Verweilen Sie hier mindestens fünf bis zehn Minuten oder auch länger – je nach dem Bedürfnis der Entspannung.

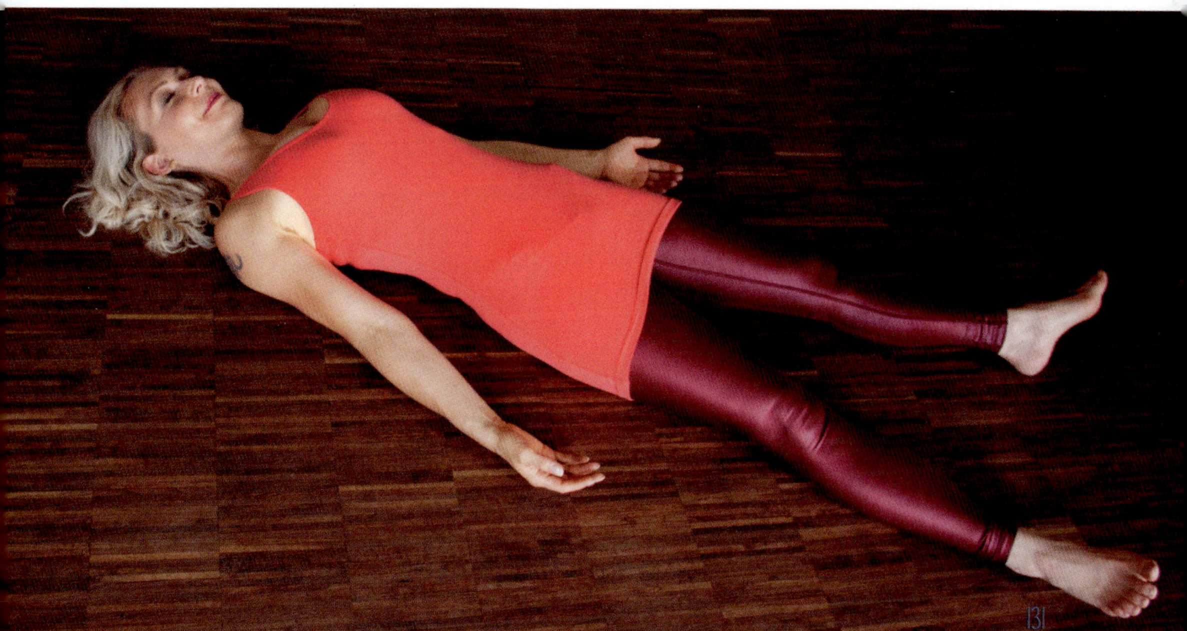

NOTFALLKOFFER BEI STÖRENDEN UND STARKEN EMOTIONEN

Nicht immer fühlen wir uns leicht, entspannt und vollkommen in unserer Mitte. Manchmal sind wir wütend oder ängstlich, manchmal überschwemmen uns unsere Gefühle sogar wie eine Welle, sodass es in solchen Momenten hilfreich ist, einfache, aber wirksame Übungen zur Hand zu haben, die uns darin unterstützen, schnell wieder in unsere Mitte zurückzukommen. Die folgenden Yoga-Asanas geben Ihnen die Fähigkeit zurück, den gegenwärtigen Moment selbstbestimmt zu nutzen, besonders in Situationen, in denen die Emotionen Ihnen den Boden unter den Füßen wegziehen wollen.

BÄRENGRIFF – GANESH MUDRA

Mudras sind Siegel, Handgesten, mystische Stellung der Hände. Das Wort leitet sich ab von *mud* (= Freude, Geste) und *ra* (= das, was gibt, projiziert). Es gibt viele verschiedene Mudras und sie haben bedeutenden Einfluss auf den Geist des Übenden.

Das Ganesh Mudra ist eine durchaus kraftvolle Übung, es dehnt und öffnet den Brustraum, energetisiert das Herzchakra und gibt ein Gefühl der Weite nicht nur im

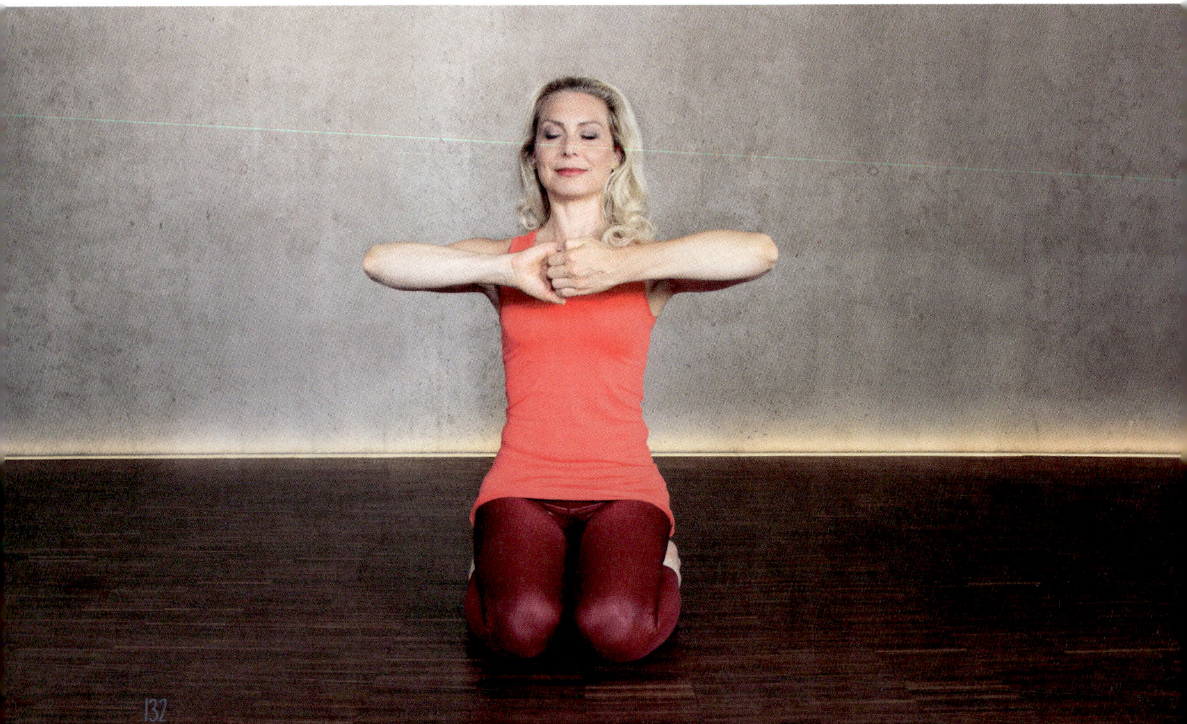

Herzraum, sondern im ganzen Leben. Es bringt Ihnen Mut, Liebe, Offenheit und Zuversicht.

1. Setzen Sie sich auf den Boden, einen Stuhl oder ein Meditationskissen. Verankern Sie sich über die Sitzhöcker zuerst im Boden.
2. Wenn Sie zu einem der hier im Buch aufgeführten Götter eine besonders intensive Beziehung entwickelt haben, so rufen Sie diesen Gott oder diese Göttin an und bitten Sie ihn oder sie um Unterstützung.
3. Heben Sie Ihre Arme waagrecht in Schulterhöhe zu den Seiten und beugen Sie die Ellenbogen, die Hände befinden sich nun vor dem Brustbein, die Ober- und Unterarme parallel zum Boden. Die Handflächen schauen einander an, dabei zeigt die linke Handfläche in Richtung Brust und die rechte Handfläche nach vorne. Greifen Sie jetzt mit den Fingerspitzen auf Höhe des Herzchakra ineinander.
4. Ziehen Sie Ihre Arme mit viel Kraft auseinander, der Griff bleibt bestehen. Ihre Arme und Schulter bleiben jedoch ganz locker und entspannt. Konzentrieren Sie sich während der Übung liebevoll auf Ihren Herzraum.
5. Einatmend bin ich mir bewusst, dass ich wütend (oder ängstlich oder traurig) bin. Ausatmend lasse ich die Wut (Angst, Traurigkeit) los.
6. Nehmen Sie einfach nur achtsam wahr, wie sich die Gefühle durch dieses Mudra langsam wandeln.
   Verweilen Sie ein paar Minuten in dieser Haltung und lösen Sie sie erst auf, wenn Sie sich wieder ruhiger und mehr in Ihrer Mitte fühlen.

HA-ATMUNG

Die Übung löst Anspannungen und wirkt ausgleichend auf das Nervensystem. Angestaute Energien können wieder besser fließen. Sie eignet sich besonders in Momenten, in denen man müde ist und sich kraftlos fühlt.

7. Sie stehen aufrecht und würdevoll in der Berghaltung, das heißt, die Füße sind parallel aufgestellt, das Becken ist aufgerichtet, die Schultern entspannt, der Unterkiefer locker. Der Blick geht nach vorne. Das Brustbein ist etwas angehoben.
8. Atmen Sie nun dreimal tief ein und tief aus.
9. Atmen Sie dann ganz tief ein und mit der Ausatmung ziehen Sie schnell und mit voller Kraft Ihr rechtes Knie zur Brust heran, umgreifen es mit beiden Händen und geben ein lautes „HAAAAAAAAA“ von sich. Lassen Sie das Bein dann gleich wieder los und stellen Sie den Fuß an seinen Platz zurück.

10. Atmen Sie erneut ein und ziehen Sie beim Ausatmen schnell und kraftvoll das linke Bein zur Brust heran, umgreifen es mit beiden Armen und geben dabei wieder ein lauten „HAAAAAAAAAA“ von sich.
11. Wiederholen Sie diese Übung mehrmals abwechselnd mit dem rechten und dem linken Bein.
12. Machen Sie die Übung so lange, bis Sie spüren, dass das Gefühl, das Sie überflutet, nicht mehr so vordergründig ist und die Spannung im Körper abgebaut ist.
13. Kommen Sie abschließend wieder zurück in die Berghaltung und spüren Sie nach, wie es Ihnen jetzt geht.

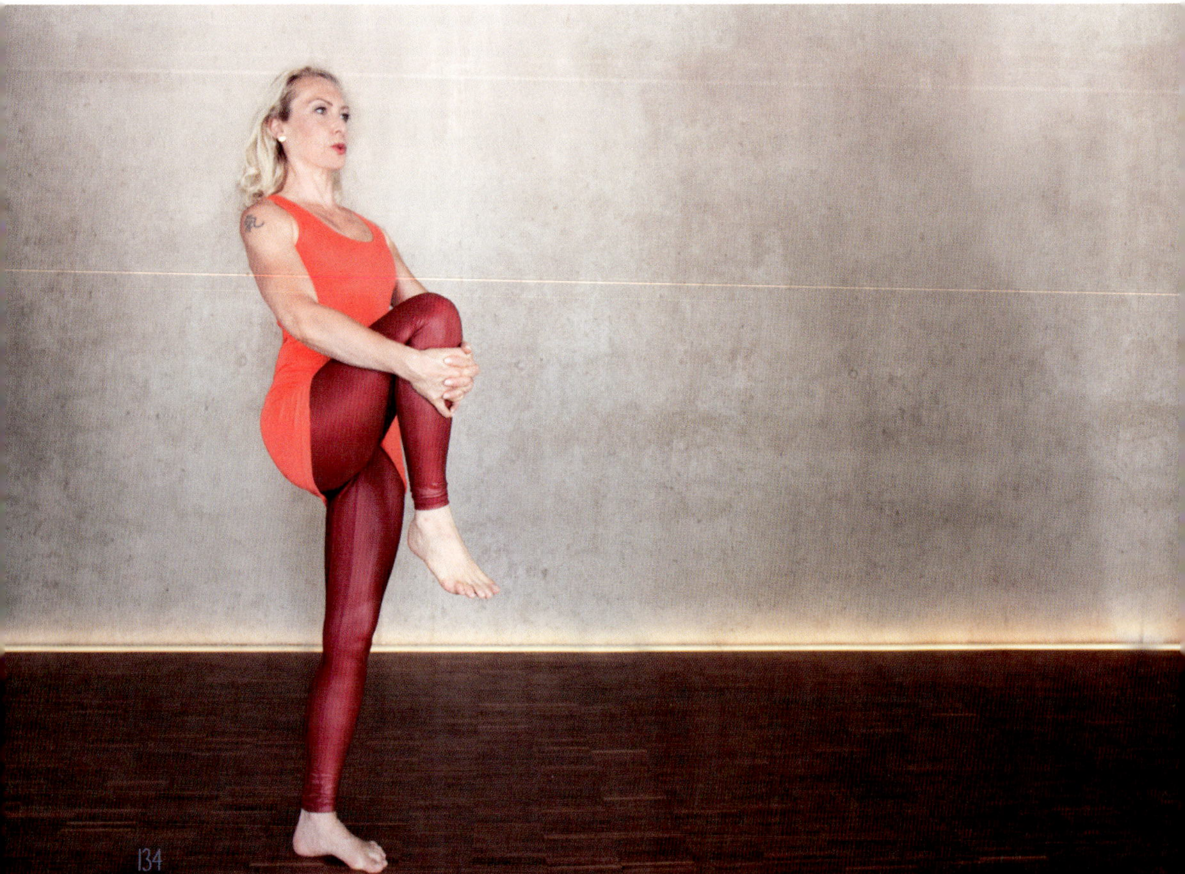

HOLZ HACKEN

Diese Übung eignet sich besonders gut, wenn Sie wütend sind oder sich über jemanden oder etwas ärgern.

1. Sie stehen wieder aufrecht und würdevoll da. Becken, Schultern und Unterkiefer sind gleichermaßen entspannt. Dies ist wichtig, weil die Emotionen gerne in diesen Bereichen gehalten und aufgestaut werden.
2. Kommen Sie dann in eine breite Grätsche, das heißt, Ihre Füße sind parallel und weiter als hüftbreit auseinander. Es ist wichtig, dass Sie in dieser Stellung genügend Platz haben, um nach vorne auszuschwingen.
3. Bringen Sie Ihre Hände nun ins Lungen-Mudra. Die Finger sind über Kreuz gefaltet und nur die Zeigefinger schauen nach oben.
4. Heben Sie einatmend Ihre gestreckten Arme über den Kopf und stellen Sie sich dabei vor, Sie würden eine Axt in den Händen halten.

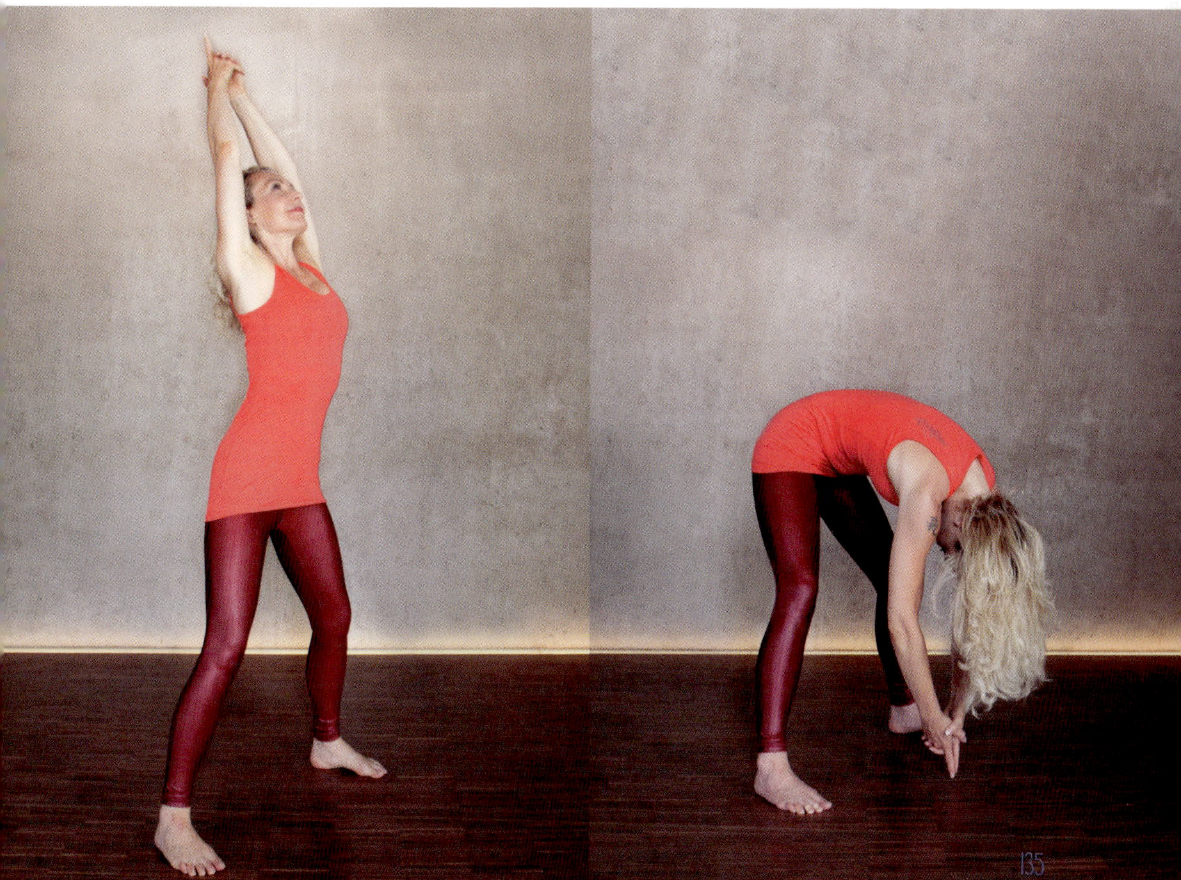

5. Mit einem lauten „SCHUUUUUUUU“ atmen Sie aus und lassen den Oberkörper nach vorne und zwischen die Beine schwingen. Dabei stellen Sie sich vor, Sie würden ein großes Holzscheit mit der Axt spalten.
6. Rollen Sie mit einer Einatmung wieder in die aufrechte Position zurück und lassen Sie ausatmend die Arme entspannt im Stehen sinken.

Wiederholen Sie die Übungen mehrere Male, nach Möglichkeit etwa zehn- bis zwanzig mal und rufen Sie jedesmal laut „SCHUUUUUU“.

SCHÜTTELÜBUNG

Die gesamte Rückseite des Körpers wird hierbei gedehnt und die Organe werden massiert. Die Übung lockert den Nacken und die Schultern, der Geist kommt zur Ruhe.

1. Sie stehen in einer aufrechten Haltung, die Füße sind hüftbreit auseinander und fest verwurzelt am Boden. Ihre Knie sind leicht gebeugt.
2. Rollen Sie nun ausatmend mit dem Oberkörper samt der Arme langsam nach unten in die Vorwärtsbeuge, Uttanasana.
3. Beginnen Sie zuerst mit einem sanften Schütteln Ihrer Arme und schütteln Sie danach ebenso Ihren Oberkörper sanft hin und her.

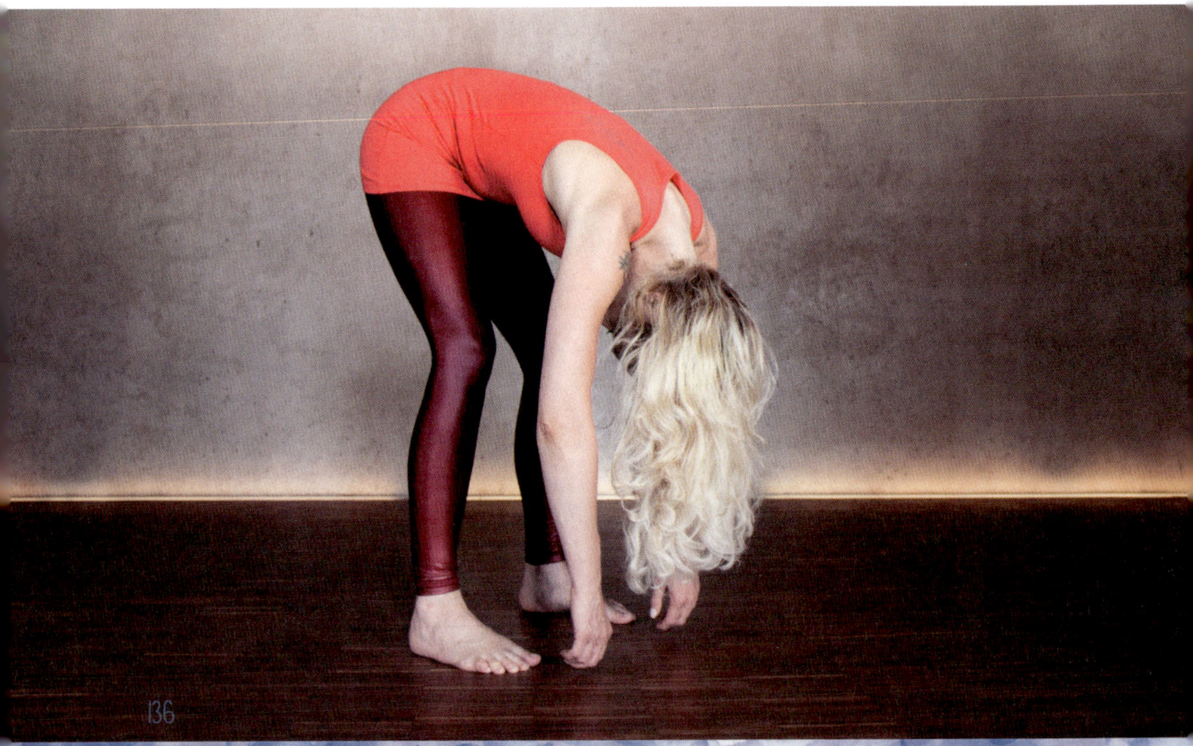

4. Beginnen Sie nun, sich immer mehr zu schütteln. So wie ein Gorilla sich ganz genüsslich schüttelt. Lassen Sie dabei auch Ihre Lippen vibrieren, indem Sie mit einem „Pferdeschnauben“ ausatmen. Lassen Sie mit dem Schütteln mental alle Belastungen, Sorgen, Ängste, Zweifel auf allen Ebenen los und geben Sie alles an die Erde ab.

Bleiben Sie in der Übung, so lange sie sich wohl fühlen, und rollen Sie dann den Oberkörper wieder auf.

ANKER WERFEN

Diese Übung ist besonders dann wirkungsvoll, wenn Sie das Gefühl haben, dass Sie keinen Boden mehr unter den Füßen haben. Sie verleiht Ihnen wieder Halt. Sie ist aber auch dann zu empfehlen, wenn Sie vor lauter Gedanken nicht mehr zur Ruhe kommen. Sie beruhigt den Sympathikus und stärkt den Teil des Nervensystems, der für Ruhe und Ausgeglichenheit zuständig ist.

1. Legen Sie sich entspannt in der Rückenlage mit ausgestreckten Beinen auf den Boden. Lassen Sie die Füße locker nach außen fallen. (Bei Rückenbeschwerden winkeln Sie die Knie an und stellen Ihre Füße in einem hüftbreiten Abstand auf dem Boden ab.) Legen Sie Ihre Handflächen auf den unteren Bauchraum, die

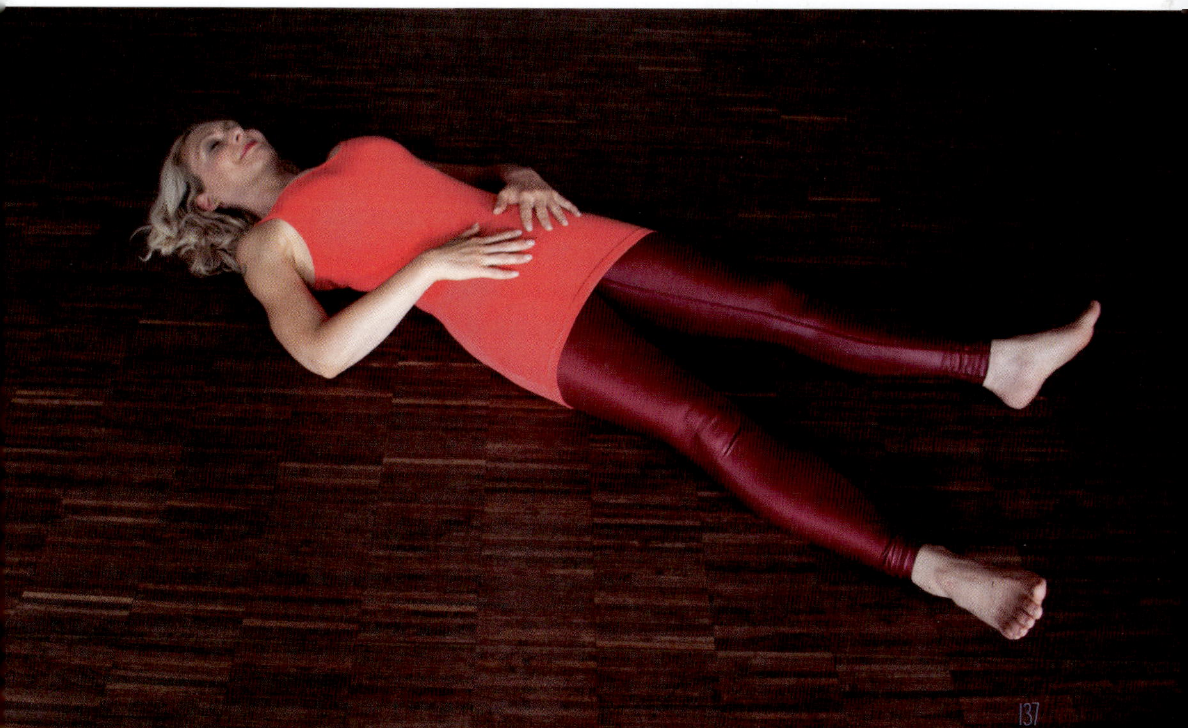

Ellenbogen liegen entspannt auf der Matte, schließen Sie Ihre Augen. Der Körper liegt ruhig und locker auf dem Boden.

2. Gehen Sie nun ganz achtsam auf die Suche nach Blockaden oder nach inneren Verspannungen, seien diese auch noch so fein.
3. Lassen Sie mit jeder Ausatmung an den einzelnen verspannten Körperteilen die Anspannung los und nehmen Sie wahr, wie der Körper sich immer mehr entspannt.
4. Konzentrieren Sie sich auf Ihre Atmung und nehmen Sie einfach nur wahr, wie Sie durch die Nase ein- und ausatmen. Beobachten Sie dies für ein paar Atemzüge.
5. Legen Sie nun Ihre Aufmerksamkeit auf die Bauchatmung. Sie atmen entspannt und spüren wie sich der Bauch beim Einatmen nach oben weitet und beim Ausatmen wieder ganz entspannt und ohne Druck nach innen senkt. Nehmen Sie auch wahr, ob und wie sich die Finger weiten bei der Einatmung (welcher Finger, welche Hand als erstes?). Spüren Sie mit jeder Ausatmung, wie der Körper noch mehr loslässt, sich entspannt und sich immer mehr von der Unterlage tragen lässt. Ganz beschützt und ganz gehalten, geerdet.

Bleiben Sie in der Übung, so lange sie sich wohl fühlen, und kommen Sie danach ganz langsam über die Seite gedreht zum Sitzen.

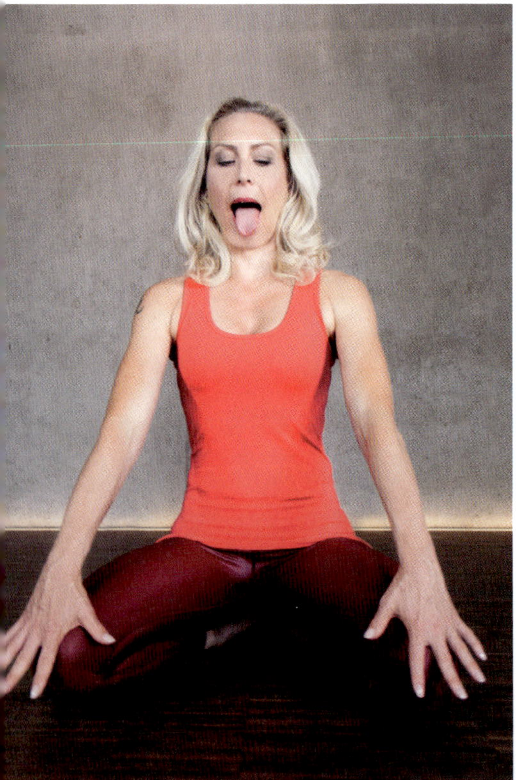

GIFT SPUCKEN

Diese Atemübung hat eine stark reinigende Wirkung und kann helfen zu entgiften. Sie schafft Kühlung, klärt den Geist und angestaute Gefühle können sich so lösen.

1. Kommen Sie in den Fersensitz, die Knie sind zur Seite geöffnet. Bei empfindlichen Knien legen Sie eine Decke unter die Knie. Sie können diese Übung auch im Schneidersitz oder auf einem Stuhl sitzend ausführen.
2. Legen Sie Ihre Handflächen mit weit gespreizten Fingern auf die Oberschenkel, die Ellenbogen sind gestreckt. Schielen Sie mit Ihren Augen auf Ihre Nasenspitze und halten Sie diesen Blick während der gesamten Übung. Öffnen Sie den Mund weit und strecken Sie die Zunge weit heraus, auch dies halten Sie während der Übung so bei.

3. Atmen Sie voller Kraft langsam ein- und aus. Während der ganzen Übung fließt der Atem nur durch den offenen Mund.
4. Beim Ausatmen ziehen Sie die Bauchdecke langsam, aber fest und aktiv nach innen und beim Einatmen bewegt sich die Bauchdecke wieder frei nach vorne und weitet sich. Stellen Sie sich bei jedem Ausatmen vor, wie Sie sich von allen Sorgen, Ängsten, Wut und Ärger befreien.
5. Beenden Sie die Übung, wenn Ihnen danach ist. Schließen Sie danach Ihre Augen und Ihren Mund, bleiben Sie aufrecht sitzen und lassen Sie den Atem wieder im ganz natürlichen Rhythmus kommen und gehen. Spüren Sie in der Stille nach. Tauchen Sie mit voller Aufmerksamkeit nach innen, verweilen Sie hier für einige Augenblicke und bleiben Sie mit Ihrer ganzen Aufmerksamkeit bei sich selbst.

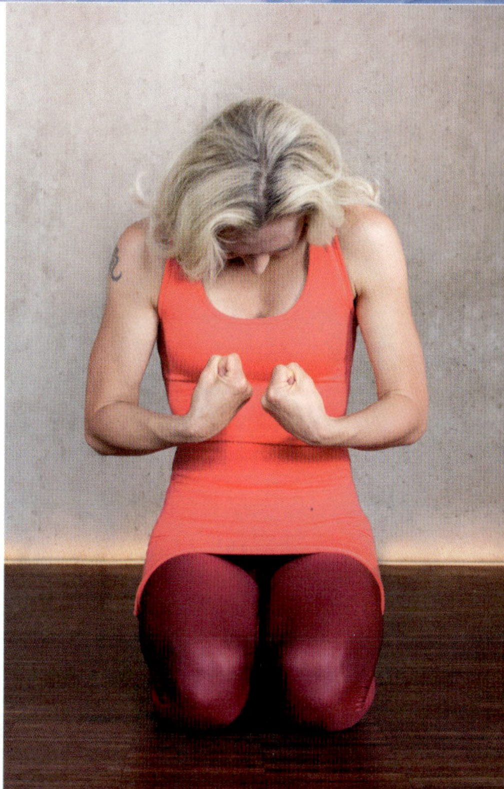

BRÜLLENDER LÖWE

Diese Übung löst emotionale Spannungen und verbessert die Stimme. Mutig wie ein Löwe können Sie Ihren Gefühlen und Emotionen mit dieser Übung spielerisch Ausdruck verleihen.

1. Kommen Sie in den Fersensitz, die Beine sind geschlossen. Bei empfindlichen Knien können Sie eine Decke unterlegen. Sie können diese Übung auch im Schneidersitz oder auf einem Stuhl sitzend ausführen.
2. Mit einer Einatmung machen Sie sich ganz klein und runden den Oberkörper nach vorne. Ballen Sie die Hände zu Fäusten, runden Sie die Schultern und ziehen Sie aktiv Ihre Bauchmuskeln fest zusammen. Rollen Sie

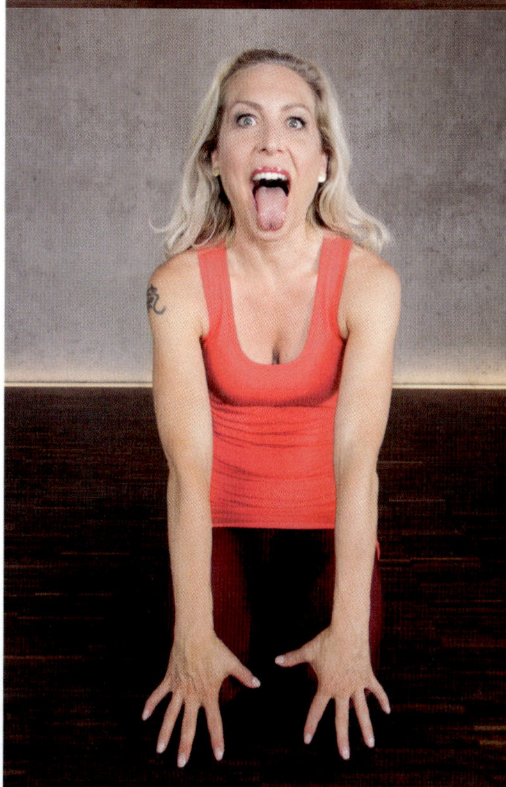

den Kopf nach vorne, das Kinn zieht in Richtung Kehlkopf und Brustbein. Machen Sie mit Ihrem Gesicht eine Grimasse, so als ob Sie in eine saure Zitrone beißen würden.

3. Mit der Ausatmung machen Sie sich wieder groß, der Oberkörper ist wieder gerade. Strecken Sie die Arme aktiv nach vorne und spreizen die Finger weit auseinander. Öffnen Sie die Fäuste, reißen Sie die Augen ganz weit auf und strecken Sie die Zunge weit heraus. Brüllen Sie ganz laut wie ein Löwe und stellen Sie sich dabei vor, wie Sie allen Druck und alle unnötigen Gedanken sowie alte aufgestaute Gefühle und Emotionen herausbrüllen und loslassen.

Wiederholen Sie die Übung drei- bis sechsmal.

WASSERFALL

Diese Übungssequenz macht es Ihnen möglich, sich von störenden und schmerzvollen Gefühlen zu befreien. Stellen Sie sich vor, dass die Energie durch Sie hindurchfließt. So als würden Sie an einem heißen Sommertag unter einem kühlenden Wasserfall stehen.

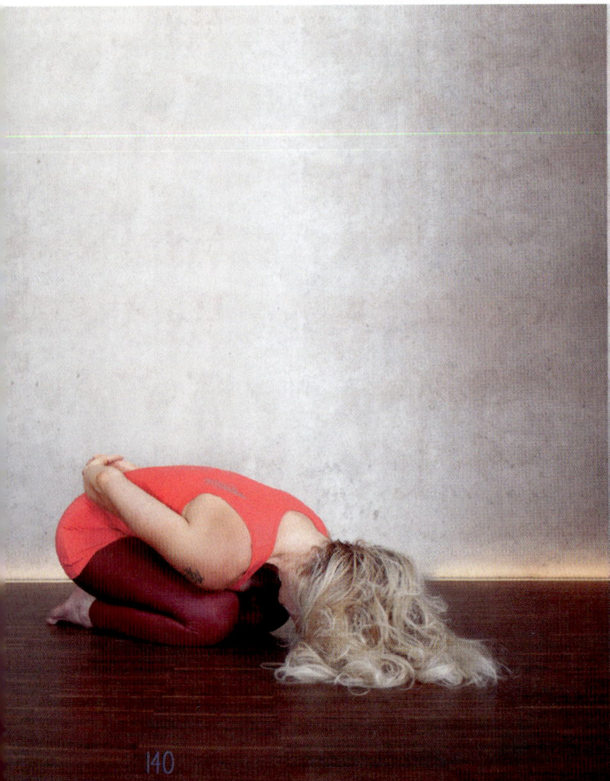

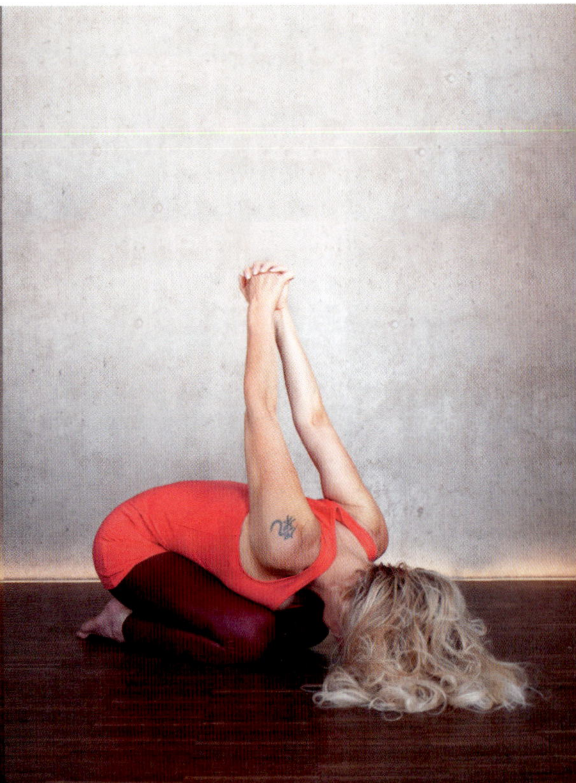

1. Beginnen Sie diese Übungsreihe in Balasana, in der Stellung des Kindes. Stützen Sie hierfür im Fersensitz die Hände am Boden neben den Knien ab und lassen Sie den Oberkörper sanft mit der Ausatmung nach vorne sinken. Die Stirn berührt den Boden. Die Arme liegen locker neben den Beinen. Die Handflächen sind nach oben geöffnet. Wenn es Ihnen nicht gelingt, das Gesäß auf den Fersen abzulegen, schieben Sie eine zusammengerollte Decke zwischen Ober- und Unterschenkel. Sollte es Ihnen schwerfallen, die Stirn abzulegen, können Sie die Stirn auch auf einem Yogablock ablegen. Bei empfindlichen Knien legen Sie eine Decke unter die Knie.
2. Bringen Sie nun die Arme hinter den Rücken und falten Sie die Finger ineinander, legen Sie die Hände am Kreuzbein ab, entspannen Sie Ihre Schultern.
3. Mit der Einatmung heben Sie die gestreckten Arme in Richtung Decke hoch, mit der Ausatmung bringen Sie die Arme nach unten und legen die gefalteten Hände wieder auf dem Kreuzbein ab.
4. Rollen Sie dann einatmend Ihren Oberkörper langsam Wirbel für Wirbel nach oben in den Fersensitz. Ausatmend ziehen Sie ihre immer noch gefalteten Hände nach unten in Richtung Boden. Rollen Sie dabei die Schultern nach hinten unten.
5. Lösen Sie jetzt die Hände voneinander und heben Sie mit der Einatmung die Arme über die Seiten gestreckt nach oben in Richtung Decke, die Finger bringen Sie hier ins Lungenmudra (die Finger sind ineinander verschränkt, nur die Zeigefinger schauen nach oben). Kommen Sie dabei hoch in den Kniestand. Die Knie sind hüftbreit auseinander.
6. Mit einer kräftigen Ausatmung und einem lauten Seufzer lösen Sie die Arme wieder und rollen langsam zurück in die Stellung des Kindes. Hier legen Sie gleich wieder die gefalteten Hände am Kreuzbein ab.

Wiederholen Sie die Übungsreihe sechs- oder zwölfmal.

TIPP: Wenn Sie nach einiger Zeit etwas geübter sind, schließen Sie während der Übungsreihe die Augen und üben Sie sehr langsam und bewusst. Lassen Sie am Ende mit einem tiefen Seufzer all ihre angestauten Emotionen los. Vielleicht haben Sie momentan etwas, was Sie besonders bedrückt, ärgert oder wütend macht. Stellen Sie sich mit der Kraft Ihrer Gedanken vor, wie Sie sich mit jedem Übungszyklus mehr und mehr davon befreien.

ACHTSAMKEITSMEDITATIONEN: SICH SELBST ERKENNEN

Bei den folgenden Meditationen geht es um einen achtsamen Umgang mit Körperempfindungen, Gedanken und Gefühlen. Sie sind wesentlicher Bestandteil sowohl meiner Arbeit und meiner Aus- und Fortbildungen als auch meiner ganz persönlichen spirituellen Praxis! Ich lade auch Sie ein, sie in Ihre eigene Praxis zu integrieren.

Die Konzentration auf den Atem ist die Grundübung der Achtsamkeit und spielt auch im Yogasutra des Patanjali eine wichtige Rolle. Die bewusste Wahrnehmung des Atems hilft Ihnen, sich selbst besser kennenzulernen. Sie stellt die Basis aller Meditationen dar und ist ein wundervoller Anker, besonders dann, wenn es Emotionen gibt, die Sie so überwältigen können, dass Sie von ihnen weggespült werden. Der Atem dient hier als wertvolles Instrument, das Sie wieder zurückholt in den Moment.

Durch die Meditationen mit dem Körper, die hier vorgestellt werden, lernen Sie, die Bedürfnisse und die Empfindungen Ihres Körpers besser wahrzunehmen. Im Anschluss daran habe ich Meditationen aufgeführt, durch die Sie ganz bewusst Ihre eigenen Gedanken und Gefühle kennenlernen werden. Wahrscheinlich gehen Ihnen bei

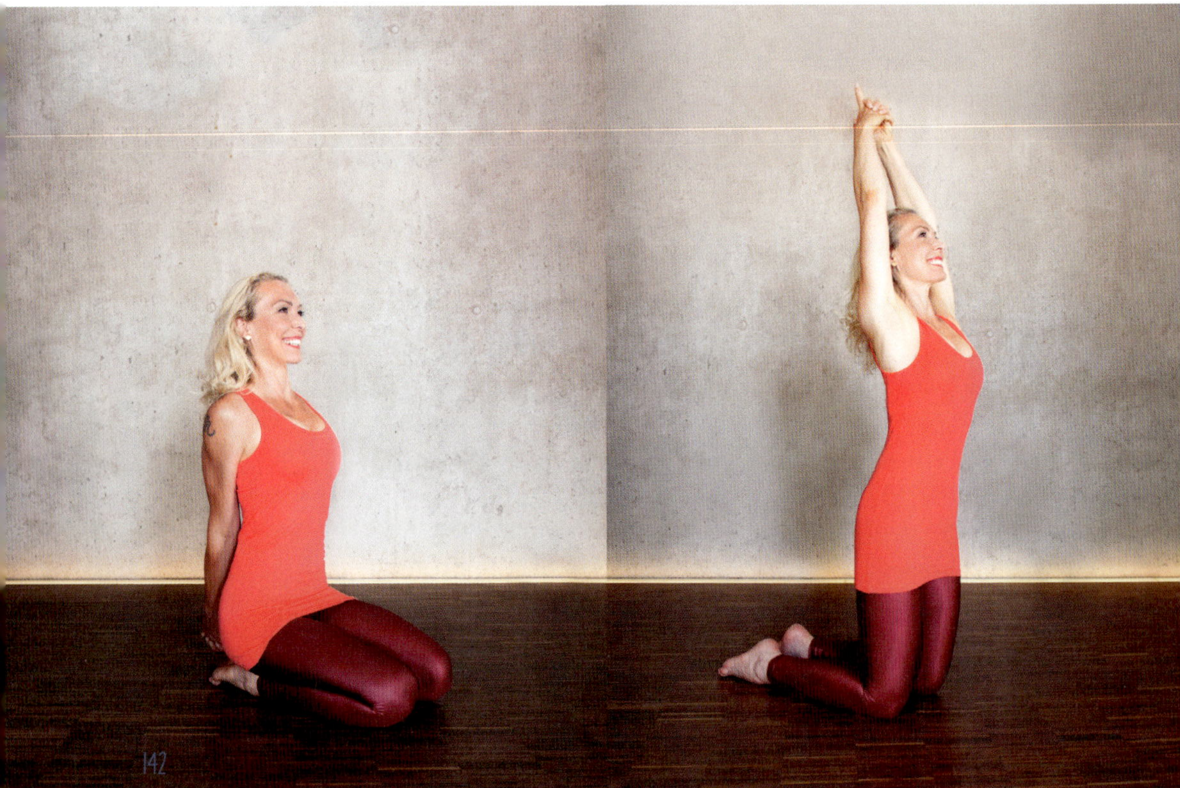

den verschiedenen Ritualen, Meditationen und Yogasequenzen zahlreiche Gedanken durch den Kopf. Haben Sie dabei bemerkt, wie viele davon Ihnen unangenehme Gefühle bereiten? Gedanken wie „Das schaffe ich nicht!“ oder „Das kann ich nicht!“ verursachen negative Gefühle, lenken Ihre Aufmerksamkeit ab und katapultieren Sie aus dem Hier und Jetzt. Da Körperempfindungen, Gedanken und Gefühle sich gegenseitig beeinflussen, ist es hilfreich, in der Meditation zu erkennen, was Sie denken und wie stark solche Gedanken sein können. Auch subtile Gedanken können sehr machtvoll sein.

Je besser wir unsere Gedanken kennen und je mehr es uns gelingt, innerlich einen Schritt zurückzutreten und nicht auf die Geschichten einzusteigen, die mit ihnen zusammenhängen, desto eher werden wir zu innerem Frieden gelangen.

EINFACHE ATEMMEDITATION

1. Nehmen Sie eine bequeme Sitzhaltung ein. Der Rücken sollte gerade sein. Schultern und Unterkiefer sind entspannt, ja wenn möglich ist der ganze Körper entspannt.
2. Schließen Sie die Augen und konzentrieren Sie sich auf Ihren Atem, ohne ihn zu beeinflussen. Ein Atemzug kann lang und tief sein, ein anderer kurz und flach.
3. Richten Sie Ihre Aufmerksamkeit auf einen Punkt am Körper – zum Beispiel Nase, Brustkorb oder Bauch – und beobachten Sie, wie der Atem durch die Nase ein, und ausströmt, sich der Brustkorb weitet oder sich die Bauchdecke durch die Atmung hebt und senkt.
4. Beobachten Sie, wie sich Ihre Atmung ohne Ihr aktives Zutun verändert, wie Sie ruhiger und entspannter wird, alleine dadurch, dass Sie sich auf Ihre Atmung konzentrieren. Beenden Sie die Übung mit ein paar bewussten Atemzügen.
   Steigern Sie die Dauer dieser Übung langsam von fünf auf zehn Minuten. Sie werden spüren, wie sehr diese kurze Meditation Sie darin unterstützt, bei sich anzukommen – besonders dann, wenn schwierige Gefühle gegenwärtig sind.

EINFACHE KÖRPERMEDITATION (MINI-BODY-SCAN)

Durch die verschiedenen Meditationen haben Sie vielleicht schon erfahren, dass Sie nicht nur Ihren Atem, sondern auch den Körper etwas bewusster wahrnehmen können. Die nächste Meditation hilft Ihnen dabei, den Körper noch differenzierter wahrzunehmen. Nach und nach werden Sie ihn in den verschiedenen Regionen ganz bewusst spüren und dadurch immer mehr bei sich selbst ankommen. Dabei wandern Sie mit Ihrer Aufmerksamkeit durch sämtliche Regionen des Körpers und verweilen dort kurz, ohne zu bewerten, was Sie dort wahrnehmen.

1. Setzen Sie sich auf einen Stuhl oder ein Meditationskissen und entspannen Sie den Körper.
2. Nehmen Sie nun ganz bewusst wahr, an welchen Stellen Ihr Körper Kontakt zum Boden oder zur Unterlage hat.
3. Wandern Sie dann aufmerksam durch Ihren Körper. Fangen Sie beim linken Fuß an, wandern Sie durchs linke Bein und gehen Sie dann zum rechten Fuß und rechten Bein über. Wandern Sie weiter durch das Becken, den Rücken sowie die Vorderseite des Körpers. Durch beide Arme gleichzeitig hinunter bis zu den Händen. Dann durch Hals, Kopf und Gesicht.
4. Atmen Sie jetzt ganz bewusst von der Nase hoch zum Scheitel des Kopfes. Stellen Sie sich vor, dass hier eine kleine Öffnung ist und von hier aus atmen Sie durch den ganzen Körper über die Füße aus. Mit dem nächsten Atemzug atmen Sie über die Füße ein, durch den ganzen Körper, hoch zum Punkt am Scheitel und atmen Sie von dort durch das Innere des Körpers wieder aus. Atmen Sie so ein paar Mal bewusst ein und aus.
5. Dehnen Sie sich abschließend noch ein paar Mal.

MEDITATION AUF KÖRPEREMPFINDUNGEN

Die folgende Meditation hilft Ihnen dabei, Ihren Körper – und damit auch die Auswirkung der Gefühle auf Ihren Körper – differenziert wahrzunehmen. Hierbei geht es darum, Ihrem Körper gegenüber achtsamer zu werden und allen aufkommenden Empfindungen und den dazu gehörenden Gedanken vorurteilsfrei mit einer wachen, interessierten und mitfühlenden Haltung zu begegnen. Normalerweise wollen wir Angenehmes festhalten und Unangenehmes loswerden. Bei dieser Meditation aber gehen Sie diesen Reaktionsmustern nicht nach. Sie nutzen stattdessen alles, was sich zeigt – egal, wie angenehm oder unangenehm es ist –, als Übungsobjekt. Sie beobachten einfach alles in einer objektiven Haltung – natürlich nur so gut es Ihnen in dem Moment gelingt.

1. Konzentrieren Sie sich auf Ihre Atmung. Wenn Gedanken abschweifen, bringen Sie Ihre Aufmerksamkeit zum Atem zurück.

2. Vielleicht tauchen irgendwann Körperempfindungen auf, wie zum Beispiel ein Drücken, ein Kribbeln, ein Zwicken. Nehmen Sie diese Empfindung einfach nur wahr, ohne sie zu bewerten.
3. Wenn Sie bemerken, dass Sie anfangen, die Empfindungen innerlich zu kommentieren, lösen Sie sich von dem Gedanken und richten Ihre Aufmerksamkeit wieder auf den Atem.
4. Wenn es Ihnen hilft, sagen Sie sich beim Einatmen innerlich „ein" vor und beim Ausatmen „aus". Fahren Sie damit so lange fort, bis sich die Empfindung aufgelöst hat und Sie sich wieder entspannen können.
5. Kehren Sie dann wieder zum aufmerksamen Beobachten der Körperempfindungen zurück. Sobald Sie bemerken, dass Ihr Verstand wieder abgeschweift ist, holen Sie ihn wieder mit sanfter Entschiedenheit zum Atem zurück.

DEN INNEREN BEOBACHTER SCHULEN – ACHTSAMKEIT KULTIVIEREN

Die folgende Meditation macht es möglich, negative Gedankenmuster abzufangen, bevor sie Sie in eine Abwärtsspirale der Traurigkeit, Angst, Wut, Gier etc. hineinziehen können. Die Achtsamkeitsmeditation ist ein Kernstück der buddhistischen Meditation, wird aber auch von vielen Yogalehrerinnen und Yogalehrern als eine wichtige Technik auf dem Weg zur inneren Freiheit angesehen.

1. Setzen Sie sich in eine aufrechte Haltung und konzentrieren Sie sich auf Ihre Atmung.
2. Wenn Gedanken abschweifen, bringen Sie Ihre Aufmerksamkeit wieder zurück zum Atem.
3. Wenn Gedanken sich nicht sofort auflösen, benennen Sie diese Gedanken. Sagen Sie innerlich sanft „denken, denken" – und kehren Sie dann wieder zurück zum Atem.
4. Mit etwas Übung können Sie Ihre Gedanken auch differenzierter benennen: „zweifeln, zweifeln" oder „planen, planen" oder „erinnern, erinnern". Dies hilft Ihnen, Abstand von deren Inhalt zu bekommen.
5. Kehren Sie auch immer wieder mit Ihrer Aufmerksamkeit zum Atem zurück. Er ist Ihr Anker.

6. Sobald weitere oder neue Gedanken auftauchen, benennen Sie diese ebenfalls und fahren so fort, bis die Meditationszeit vorüber ist.

GEDANKEN ZIEHEN LASSEN

1. Kommen Sie in einen aufrechten und stabilen Sitz.
2. Schließen Sie die Augen, und richten Sie Ihre Aufmerksamkeit auf Ihre Atmung.
3. Führen Sie sich jetzt eine Situation vor Augen, die Ihnen vor kurzem passiert ist.
4. Nehmen Sie wahr, welche Gedanken und Gefühle erscheinen, die mit dieser Situation zusammenhängen. Betrachten Sie diese aus der Perspektive des Inneren Beobachters. Dadurch vermeiden Sie, sich in ihnen zu verlieren oder sie zu bewerten.
5. Stellen Sie sich vor, dass diese Gedanken und Gefühle in eine Wolke eingehüllt werden und einfach davonschweben.
6. Wahrscheinlich werden immer wieder auch unangenehme Gedanken und Gefühle auftauchen, die mit der Situation zu tun haben. Nehmen Sie auch diese einfach nur wahr, ohne sie abwehren zu wollen. Hüllen Sie sie dann sanft in helle Wolken und lassen Sie die Wolken ziehen.
7. Kommen Sie abschließend wieder ganz bewusst in die Gegenwart zurück, atmen Sie noch ein paar Mal tief ein und aus und machen Sie sich bewusst, wo Sie gerade sind und dass die eben erinnerte Situation vorbei ist.

MEDITATION AUF GEFÜHLE

1. Setzen Sie sich aufrecht und würdevoll hin.
2. Konzentrieren Sie sich auf Ihre Atmung und versuchen Sie, bei der Wahrnehmung des Atems zu bleiben.
3. Wenn Gefühle auftauchen, richten Sie Ihre Aufmerksamkeit bewusst auf diese Gefühle.
4. Fragen Sie sich jeweils, wo im Körper Sie das Gefühl wahrnehmen können und wie es sich äußert. Was spüren Sie? Einen Kloß im Hals? Ein Flattern im Magen? Muskelanspannung im unteren Rücken? Weite im Herzen? Leichtigkeit im Brustraum?
5. Benennen Sie nun das Gefühl, das zu dieser Körperempfindung gehört: „Da ist Stress“, „da ist Leichtigkeit“, „da ist Freude“, „da ist Wut“ …

6. Machen Sie sich nicht zu viele Gedanken darüber, den passenden Begriff zu finden. Wenn spontan nichts auftaucht, sagen Sie einfach nur „fühlen, fühlen“ und nehmen Sie das Gefühl einfach an, ohne es zu bewerten.

7. Wenn Sie bemerken, dass Sie Geschichten zu dem Gefühl entwickeln, kehren Sie wieder zu Ihrem Atem zurück und beginnen Sie von vorn, bis die Meditationszeit zu Ende ist.

8. Kehren Sie ganz bewusst in die Gegenwart zurück und beenden Sie die Meditation, indem Sie ein paar Mal tief ein- und ausatmen.

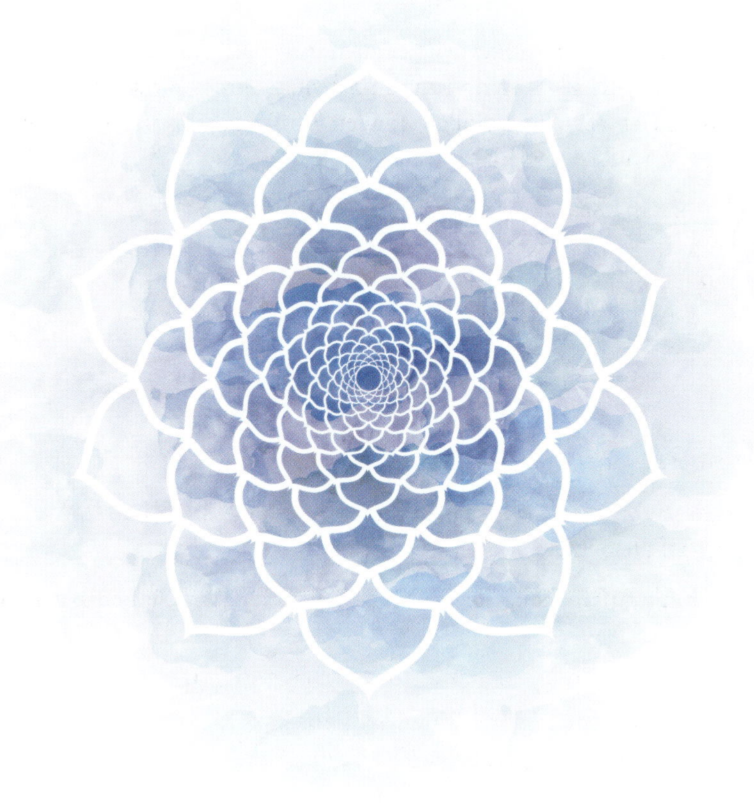

LITERATUR

Baer, Udo, Frick-Baer, Gabriele: *Das große Buch der Gefühle.* Beltz Verlag, 2014

Dodson, Frederick: *High werden ohne Drogen – Ein bewusstseinserweiterndes Handbuch.* Bohmeier Verlag, 2010

Dodson, Frederick: *Reality Creation Coaching: Synchronisiere die Welt nach deinen Wünschen.* Bohmeier Verlag, 2006

Dodson, Frederick: *Reality Creation für Fortgeschrittene.* Bohmeier Verlag, 2009

Frei, Irene und Thomas: *Das Lebensspiel: Die Regeln verstehen, anwenden und gewinnen.* Arkana Verlag, 2011

Iding, Doris: *Der kleine Achtsamkeitscoach.* Graefe und Unzer Verlag, 2012

Iding, Doris: *Gelassenheit on the go.* Windpferd Verlag, 2016

Ohlig, Adelheid: *Die bewegte Frau, Luna Yoga.* Nymphenburger Verlag, 2012

Seehofer, Tanja: *Yin Yoga des Herzens.* Windpferd Verlag, 2014

Seehofer, Tanja: *Yoga gegen Burnout.* Windpferd Verlag, 2015

DANK

Dankbarkeit …
dankbar für das Leben,
dankbar für die Gesundheit,
dankbar für die Liebe,
dankbar für die Freude,
dankbar für die Freunde …

Dankbarkeit …
dankbar für die Trauer,
dankbar für die Ängste,
dankbar für die Zweifel,
dankbar für die Wut,
dankbar für den Schmerz …

Dankbarkeit …
für alles, was war und ist …
egal ob Freude oder Leiden …

Denn alles
so wie es ist,
in Liebe betrachtet,
gibt dir die Möglichkeit,
dein Herz zu finden
und … zu verstehen …

Tiefe Dankbarkeit und Liebe empfinde ich meinen Eltern Alfred und Christina Seehofer gegenüber. Sie haben mich beim Entstehen dieses Buches stets mit ihren wertvollen Ratschlägen und Tipps begleitet.

Danke an meine wunderbaren Freunde, die mich in wichtigen Momenten meines Lebens unterstützen und für mich da sind, wenn ich Rat brauche: Sabrina Seehofer, Thorsten Seehofer, Cenned Laaser, Annette Stalz. Auch Gitta Saxx gilt mein Dank für ihre liebevolle und authentische Freundschaft.

Meinen großartigen Lehrern und Mentoren möchte ich danken für all das Wissen, das sie mir mit Freude weitergeben: Thomas und Irene Frei von TRIASPower, Frederick Dodson von Reality Creation Coaching, Christine Ranzinger von YogaShakti, Sebastian Goder von MindLifeBalance. Aber auch allen anderen Lehrern, die mich bisher im Leben begleitet haben, gilt mein großer Dank.

Herzlichen Dank an Annette Stalz für die tollen Yogafotos und an Christine Kilger für das Styling und die Unterstützung während der Fotoarbeiten.

Vielen Dank an Nina Lacher und ihr Team von OGNX (www.ognx.com) für das Sponsoring des Oberteils in diesem Buch und vielen Dank an Bettina Beringer von BeeAthletica (www.beeathletica.com) für das Sponsoring der Yogahose!

Großen Dank an Dagmar Stuhr und das gesamte Team von AIRYOGA München (www.airyoga.com) für ihre wertvolle Unterstützung auf meinem Yogaweg. Die Fotos im Buch wurden im AIRYOGA-Studio in München aufgenommen.

Ein ganz besonderer Dank gilt der einzigartigen Doris Iding, für ihre Unterstützung und wertvolle professionelle Beratung bei der Umsetzung dieses Buches. Sie ist eine besondere Förderin auf meinem Yogaweg.

Danke an Monika Jünemann und den Windpferd Verlag für das Vertrauen und den Glauben an mich und meine Arbeit und für die Realisierung dieses Buches.

Zum Schluss danke ich dem Leben selbst, dieser wundervollen Kraft und kosmischen Energie, die mich mit Liebe leitet und mir zum richtigen Zeitpunkt die Herausforderungen schickt, die mich immer mehr zu meinem wahren Wesenskern führen.

ÜBER DIE AUTORIN

Tanja Seehofer ist Bewusstseinsforscherin, Dipl. Intuitions-, Mental- und Wingwavecoach (u. a. für Traumatherapie), Entspannungstherapeutin mit dem Fokus Stressmanagement und Humanenergetik. Sie unterrichtet Yogaklassen, Retreats, Workshops sowie Weiterbildungen im In- und Ausland und ist erfolgreiche Autorin der Bücher „Yin Yoga des Herzens“ und „Yoga gegen Burnout – gelassen und selbstsicher im Stress“.

„Wie heilsam und schön ist es doch im Leben, sich selbst zu begegnen …“ Was genau damit gemeint ist, lernte sie auf sehr unsanfte Weise kennen. Nach einem tiefen Burnout und einer schweren Depression erfuhr sie auf ihrem Weg zur Heilung, wie sehr Yoga – vor allem Yin Yoga und Vipassana-Meditation – den Weg zur Gesundung beeinflussen können. Sie kündigte nach 19 Jahren ihren Job als Casterin bei einer sehr bekannten Filmproduktion in München und widmete sich ganz dem Yoga mit Schwerpunkt Yin Yoga, Yoga Nidra, Burnout-Prävention, Meditation und Stressmanagement. Tanja ist Ausbilderin im Fachbereich „Restoratives Yoga und Yoga Nidra“ und leitet Yin Yoga Teacher Trainings (www.tanjaseehofer.de).